Reboot

리부트 : 마이 라이프

유방암 환자의 재활 이야기

김향연·양은주 지음

삶이다 프로젝트

"유방암 수술을 받으면 팔도 쓰지 말고
과하게 사용하지도 말라는 이야기 많이 들으셨죠?
하지만 더 잘 사용할 수 있답니다.
그동안 바빠서, 또 할 일이 너무 많아서 어떻게 써야 하는지
살펴볼 시간도 없이 살아왔지만,
앞으로는 몸을 어떻게 움직일지 새로 배워봅시다.
더 효율적으로 건강하게 움직일 수 있어요.
이전으로 돌아가는 것이 아니라 새롭게 살아보는 겁니다."

– 유방암 재활치료 전문의 양은주의 말 중에서

추천사

이해인 수녀(시인)

재활의 중요성을 제대로 알게 해주는 고마운 책

▼

이 책은 다시 시작하는 한 사람의 암환우와 그에게 의료적 도움을 주는 의사의 진솔한 대화록이다. 딱딱한 이론서가 아니라 실제로 아픔을 경험한 이의 물음과 이에 정성껏 답하는 의사의 상담 내용이 매우 구체적이어서 더 유익하고 믿음이 가는 이 책을 기쁘게 추천한다. 너무도 중요하기에 오히려 잊고 지내는 재활의 중요성을 제대로 알게 해주는 이 고마운 책이 유방암 환우들에게 큰 도움이 되리라 믿는다.

김성원 이사장(대림성모병원 유방외과)

유방암 환자, 유방암을 치료하는 전문의에게 강력히 추천!

▼

이 책은 유방암을 극복한 국어교사 '향연', 그리고 암재활을 전공한 재활의학과 전문의 '은주'가 유방암에 대해 주고 받은 가슴 속 깊은 이야기를 다룬 글이다. 일상의 단편을 다룬 수필집과 전문서적의 선을 아슬아슬하게 타고 넘는 그런 책이다.

이 책은 유방암을 진단받은 환자뿐만 아니라, 유방암을 치료하고 있는 전문의들에게도 강력히 추천하고 싶은 책으로, 모든 이들의 필독서가 되리라 생각한다.

마리아주(Mariage)는 와인과 음식의 조화로운 결합이 이루어졌을 때
쓰는 표현으로, 소믈리에의 선택에 대한 최상의 찬사다. 1년 전 '향연'
이 나를 찾아와 '은주'와 책을 쓰고 있으니 감수를 부탁한다는 말을 했
을 때 사실 크게 기대하지는 않았다. 그런데 오늘 이들이 쓴 원고를
읽고 나니 마치 내가 최고의 소믈리에가 된 듯 뿌듯함이 앞선다. 두
분의 만남을 축복하면서, 다른 한편으로는 부럽기도 하고, 다소 적은
나의 '분량'에 샘이 나기도 한다.

세 번째 만남을 후회한다는 피천득 선생님의 인연과 달리, 두 분의 인
연은 영원히 함께하고 싶은 최상의 '마리아주'가 되기를 기원한다. 더
불어 "생명은 끝이 있지만, 희망은 끝이 없다"는 어느 어린 시인의 시
구절처럼 우리 유방암 환우들에게 '희망'이 되는 그런 책이 되기를 바
란다.

우한용 교수(서울대 명예교수, 소설가)

암 치료 중인 이들에게 주는 위로와 희망의 메시지

▼

저자 김향연이 병원에서 이 글의 원고를 완성했을 때, 나는 병원에서
암 진단을 받았다. 나중에 안 일이지만 사제간에 희한한 병력을 공유
하게 된 것이다.

내가 나를 응시하면서, 내가 나라는 인식을 글로 쓰는 순간 나의 인식

은 빛난다. 사람에 따라서는 기도로 글을 대신할 수도 있을 것이다. 암환자가 쓰는 글은 한 줄 한 줄이 간절한 염원이고 기도인 것이다. 처지가 같은 이들에게 공개하는 나의 간절한 기도가 이 책에 담긴 글들이다. 간절한 심정으로 쓴 글들은 독자인 나를 위한 중보기도와 다르지 않다.

이런 글은 암을 이긴 사람만이 쓸 수 있다. 암을 이기기 위해서는 의사, 간호사, 의료 시스템, 그리고 나와 소통하는 많은 사람들, 그 사이에 생명의 유기적 연계성이 살아 있어야 한다. 그 연계성을 만들어내는 과정은 수술 과정만큼이나 혹독한 통증을 견디면서 생명의 소중함, 그 경이로움에 대해 또 다른 인식을 가져야 한다. 그 과정에서 얻은 기쁨과 보람을 나와 같이 병으로 고통받는 이들에게 전하고 싶은 심정, 이 또한 간절한 기도와 다르지 않다.

암 수술을 받고 재활치료를 하는 동안 환자와 의사가 책 한 권에 이를 정도로 소통했다는 것은 놀라운 일이다. 버나드 라운은 〈치유의 예술을 찾아서〉라는 책에서 "환자가 행복해야 의사가 행복하다"고 썼다. 환자가 의사를 행복하게 할 수 있다는 이 가능성은 환자가 성실하게 자신의 의무를 수행한 결과이기도 하다.

수술과 재활의 길고 긴 시간을 거치며 저자 김향연은 '건강에 대한 새로운 관점'을 획득한다. "과정에 최선을 다하고 결과는 기다린다"는 김향연의 겸허한 태도는 재활과정 하루하루를 '날마다 새로 시작하는 오늘'로 바꿔간다. '상처가 꽃이 되는 시간'의 소중한 체험을 얻는다.

김향연이 재활의학과 의사 '은주'와 이룩한 이 결곡한 인간적 유대가 암 치료를 받아야 하는 많은 분들에게 위로와 희망의 메시지가 되어 돌아가기를 바라는 마음 간절하다.

김지현 교수(분당서울대병원 혈액종양내과)
유방암 환자들의 최다 질문,
"제가 할 수 있는 일은 뭔가요?"
거기에 대한 구체적이고 실질적인 해답이 가득한 책

▼

유방암 항암치료를 하는 의사로서, 항암치료 처방을 내고 여러 부작용 약제를 챙기는 일에 급급해 환자들이 진료실 문 밖을 나간 후 다음 진료를 받으러 올 때까지 얼마나 많은 힘든 일들을 겪는지 솔직히 제대로 헤아리기 어려웠다.

유방암 재활치료 전문의 양은주 교수, 그리고 유방암 투병 시간을 거친 김향연 님의 글들은 모든 의료진들의 미안한 마음을 대변해 힘든 투병 중에 있는 환자들에게 건네는 위로와 격려의 노래다. 나아가 친한 친구나 형제처럼 곁에 앉아 이렇게 해보자, 저렇게 해보자 조곤조곤 건네는 사랑의 조언들이다.

무엇보다 이 책에는 유방암 환자들이 가장 많이 물어보는 "제가 할 수 있는 일은 뭔가요?"에 대한 구체적이며 실질적인 해답들이 많아 힘든 투병 생활을 도와줄 든든한 길잡이가 될 것이라 확신한다. 많은 환자들이 모쪼록 이 책을 읽고 힘든 치료의 과정을 잘 버텨내고, 암과 치료가 남긴 몸과 마음의 상처에서 잘 회복되어 소중한 일상의 행복을 되찾기를 기원한다.

이영이 (유방암 경험자)

이 책을 찾을 이유가 없기를,
이유가 생겼다면 맨 먼저 읽기를

▼

처음, 불길한 초음파 검사를 끝내고 최종 결과를 듣기까지 지옥과 천국을 몇 번씩 오갔다. 커뮤니티의 수많은 글을 읽다 최악을 상상할 때는 죽을 날 받아놓은 사람처럼 두려웠다가, 막상 주치의 선생님 입으로 결과와 치료 계획을 들을 때는 담담한 마음으로 내가 해야 할 일에만 집중하게 되었다. 결국 다급한 마음에 찾아본 숱한 정보는 불필요한 소음인 경우가 많았고, 그래서 선배 환자들은 "인터넷, 유튜브 너무 찾아보지 말라"고 조언한 것 같다.

이 책은 국어교사 향연 샘의 투병 일지이자, 그 치료 과정에서 만난 유방암 재활치료 전문의 은주 샘이 쓴 유방암 재활치료에 대한 Q&A다. 향연 샘은 투병과 재활 과정을 쉽고 상세하게 풀어놓았고, 재활치료 전문의 은주 샘은 환자가 궁금해하는 수많은 질문, 특히 유방암 수

술 이후의 변화된 몸 관리에 대한 중요한 답들을 친절하고 상세하게
해주고 있다. 음식, 운동이나 가발 같은 소소하고도 중요한 질문부터
투병 과정의 미세한 심리적인 변화까지 모든 고민과 답변이 생생하게
담겨 있다. 암 치료의 전 과정을 가늠하고 싶은 환자들, 무너진 멘탈
로 힘들어하는 분들, 몸의 재활뿐 아니라 삶의 재활을 꿈꾸는 유방암
환우들에게 맨 처음 할 일로 이 책을 권한다.

CONTENTS

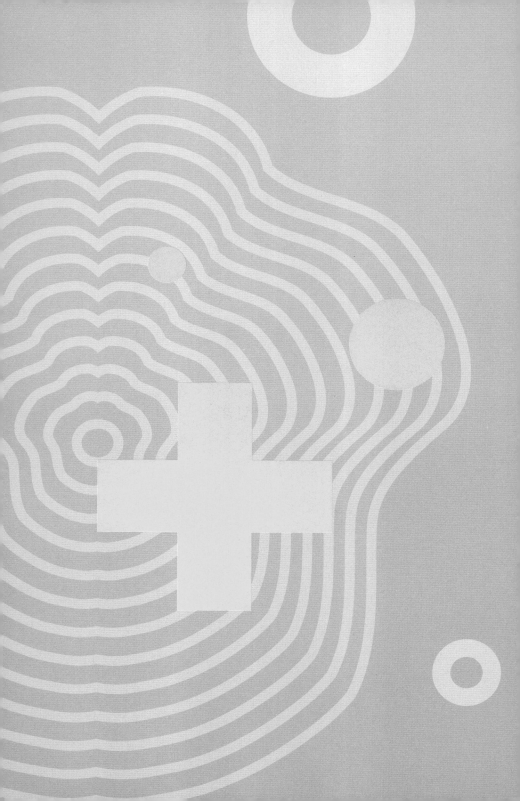

시작
한 걸음씩 함께 걸어요

들어가는 말

▷▷   향연의 시작

함께,
딛고,
일어서요

많이 놀라셨죠? 저도 그랬어요. 이 책을 쓰는 지금도 걱정과 두려운
마음이 여전히 남아 있습니다. 그래도 용기를 내서 제가 치료받은 과
정, 살아가는 과정을 함께 나누기로 결정한 것은 어느 때보다도 투병
하는 시간을 통해 값비싼 인생 수업을 받았기에, 그래서 한 걸음 한
걸음 걷는 의미가 무엇인지 깊이 알게 되었기 때문입니다.

암을 발견한 후로 제 삶의 많은 부분은 달라졌습니다. 그리고 표준치
료를 받고 적극적으로 제 몸을 관리하면서 '함께 딛고 일어서는 힘'에
대해 많이 생각하게 되었습니다.

그 과정에서 재활의학과 전문의 양은주 선생님을 만났습니다.

치료하는 과정 중에 몸의 기능적인 재활뿐만 아니라, 삶의 재활을 이
끌어주신 양은주 선생님과의 소중한 인연으로 환자와 의사의 의미
있는 동행의 과정을 여러분과 나눌 수 있게 되었습니다.

유방암을 진단받고 나서 가장 속상했던 것은 노력해도 바꿀 수 있는
것이 없다고 느껴지는 상황이었습니다. 그러나 치료받으면서 지내
보니 매순간 노력할 일이 있었습니다. 할 수 있는 일이 있다는 것은
저에게 큰 힘이 되었습니다. 날마다 새롭게 살기 위해 할 수 있는 일
이 많이 있습니다. 이 책이 다시 시작하는 여러분의 삶에 하나의 안
내서가 되면 좋겠습니다. 그래서 회복력을 이끌어내고, 힘든 시간을
조금은 더 수월하게 보낼 수 있게 되길 소망합니다.

함께, 딛고, 일어서요.

우리에게는 여전히 행복하고 소중한 삶이 남아 있습니다.

▷▷   은주의 시작

함께
다시
시작하며

"다시 시작하면 돼요. 하루하루 활기차게 살면 되지요."

지난 무더운 여름, 부종 관리를 제대로 하지 못해 속상해 하며 들어오는 환자들에게 선선한 가을이 왔노라고, 이제 다시 시작하자고, 아주 쉽게 권하곤 했습니다.

예전엔 미처 몰랐습니다. 계획하지 않았기에 더 막막하게 느껴지는 새로운 길 앞에서 일상을 다시 살아나가는 것이 얼마나 어렵고 힘든 일인 줄은. 이제는 조금 알 것도 같습니다. 암 치료 과정을 거치면서 몸으로 겪게 되는 그 다양한 변화 과정을 지나 다시 하루를 살아가는 지혜를 가진다는 것이 얼마나 위대한지.

이 책이 감히 무엇을 해야 한다… 어떻게 살아야 한다… 그렇게 일방적으로 권하는 또 하나의 잔소리가 되지 않길 바라봅니다.

대신 이 책은 한 사람의 벗이 되기를 소망합니다.

치료를 받는 과정에서 외로울 때, "좀 어떠세요?"라고 잠잠히 안부를 묻는 따스한 벗, 변화하는 몸의 증상들이 불안할 때, "이 증상은 말이야…"라고 이름을 붙여주는 지혜로운 벗, 남들과 다른 비정상이 될까 두려워 의기소침해질 때, "넌 참 대단해" 하고 어깨를 툭 쳐주는 용감한 벗… 그런 벗으로 여겨주시길 욕심내봅니다.

시작은 그리 원치 않은 길이었을지 모르지만, 선선한 바람도 맞으며, 이름 모를 들꽃들도 찾아보며, 그리고 푸른 하늘도 붉은 석양도 바라보며, 언젠가 이 길 역시 하나밖에 없는 소중한 길이었다 고백하는 날이 오기를. 우리 모두에게.

▷ ▷   향연과 은주의 만남

다시 시작하는 이야기

나는 고등학교에서 학생들을 가르치던 국어교사다. 수업하고 공부
하며 바쁘게 살던 어느 날, 무심코 받은 건강검진에서 암을 발견하고
한순간에 암환자가 되었다. 병원을 오가는 일이 일상이 되었고 하루
하루 일어나는 일들은 언제나 생각지도 못했던 일들의 연속이었다.
마음 한 편으로 앞날이 걱정되기 시작했다.

"선생님, 제가 앞으로 하던 일을 예전처럼 할 수 있을까요?"

재활의학과 진료를 받을 때 물었다. 사실 할 수 없을 것 같았다. 그래
서 이제 어떻게 하면 좋을지 상의하고 싶었다. 암 수술 후 나는 모든
면에서 재활이 필요해졌다. 신체의 기능뿐만 아니라, 삶의 전반적인
영역에서.

의사 선생님은 힘주어 강조했다.

"그럼요. 할 수 있어요. 자기가 하는 일의 강도를 잘 조절하면 돼요.
제가 진료하는 환자 중에는 택배 일 하시는 분도 있어요."

예상 외였다. 선생님은 팔 기능을 회복할 수 있는 어깨 운동부터 열
정적으로 알려주셨다. 따라할 수 있는 동작들이 많았다. 몸을 움직
이는 만큼 회복에 대한 희망이 생겼다.

하지만 그 마음을 계속해서 지키는 것은 쉽지 않았다. 어느 날은 오
랜 시간 병원에 있다 보니 나 자신이 너무 초라하게 느껴졌다. 머리
카락은 없지, 옷은 환자복이지… 거울에 비친 내 모습에 괜시리 마음
이 울적해졌다.

경험이 더해지니 세상의 많은 이들이 느끼는 아픔과 절망에 더 깊이

공감하기도 했다. 이제는 〈죄와 벌〉의 '라스콜리니코프'를 떠올리면 윤리보다 생을 향한 절박함이 먼저 떠오른다. 〈아홉 켤레의 구두로 남은 사내〉에서 '권 씨'가 "오 선생, 이래봬도 나 대학 나온 사람이오"라고 말할 때의 그 마음이 무엇인지, 그것이 단순히 자존심 때문이었다고 말할 수 없는 감정이라는 것을 알겠다.

그날은 나도 권 씨처럼, 재활의학과 진료를 받다가 내가 무슨 일을 하던 사람인지 말하고 싶었다.

"원래 국어 교사예요. 박사 과정 공부도 하고, 지금은 수료도 했어요."

그러자 의사 선생님이 갑자기 반가워하며 말했다.

"엇, 제가 활동하는 학회에서 환자 경험 나눔을 할 발표자가 딱 필요한데, 선생님이 해주면 좋겠네요!"

"네? 저 진료받으러 왔는데요…"

재미있을 것 같았다. 그날은 아침부터 이제 내가 하던 일도 잘 못하게 될 것을 걱정하고 있었는데, 오히려 생각지도 못했던 새로운 일까지 할 수 있게 되었다! 마음이 설렜다. 선생님의 그 말 한마디가, 나에게는 그렇게 다가왔다.

"해볼게요. 선생님."

그 인연으로 시작된 글이 이제 책으로 엮어졌다. 이 책은 다시 시작하는 이야기다. 그동안 유방암 관련 정보들을 보면서 많이 두려웠다. 내 병에 대해 어떤 부작용이 있고, 재발하면 어떻게 되고 하는 내

용의 글들을 보면, 오히려 불안이 커졌다. 내가 할 수 있는 일이 없을
것 같았다.

그러나 지금은 할 수 있는 일이 있다는 것을 안다. 물론 나는 아직 햇병아리 암생존자다. 그래서 조심스럽기도 하다. 그러나 재활은 살아가는 과정에 대한 이야기이기에, 하루라도 빨리 적용할수록 삶의 질이 달라지기에, 이 이야기들을 얼른 엮어 세상에 내놓고 싶었다.

뚜벅뚜벅 일상을 걸으며 많은 환자분들에게 이 이야기를 전해주고 싶다.

딛고 일어서는 이야기,

그래서 다시 시작하는 이야기,

이제 그 이야기를 함께 시작해보려 한다.

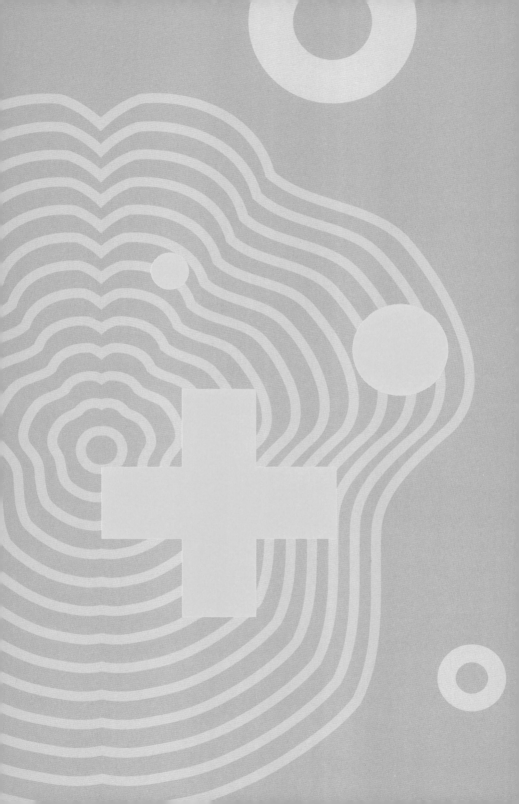

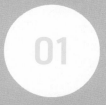

치료의 시작,
감사하는 마음으로

향연의 이야기

엎어진 김에
쉬어가기

2021년 11월 말, 나는 암진단을 받았다.

해가 가기 전에 직장인 건강검진을 마쳐야지 생각하고 미뤄두었던 숙제처럼 건강검진을 하러 토요일 아침 병원으로 향했다. '평일에는 직장 일에 방해가 되니, 토요일에 가야지.' 공가를 활용할 수 있었지만, 매일 해야 할 일들의 리듬이 깨지는 것이 싫었다. 그래도 마흔을 앞둔 건강검진, 직장에서 새롭게 생긴 건강검진 포인트를 이용해 유방 검진도 추가했다. 기본 검사만 받다가 생전 처음 자세한 검진을 받았다. 처음으로 받아본 유방 검사는 꽤 아팠다. X선 촬영을 할 때 그렇게 유방을 세게 눌러가며 검사하는지 몰랐다. 곧바로 초음파 검사가 이어졌다. 검사실에서 만난 영상의학과 선생님의 안타까운 한숨 소리가 지금도 생생하다.

암과 전혀 상관없는 사람인 줄 알았다

"그동안 유방 검사 안 했어요?"

"네, 처음이에요."

"에휴."

"뭐가 있나요?"

"에휴, 전 진단하는 의사는 아니에요. 하지만 큰 병원 빨리 예약해서 진료받으세요. 이 정도면 만져졌을 텐데, 바로 외래 잡아드릴게요."

큰일이 일어났구나. 걸어 들어갔던 검사실을, 신발도 제대로 못 찾아 신고 간신히 나왔다.

온몸에 피가 쭉 빠져나가는 것 같았다. 갑자기 현기증이 나서 에스컬레이터에서 넘어졌다. 결국 검진 센터 직원의 부축을 받아 겨우 소파에 앉았다.

남은 건강 검진 항목들이 있었지만, 끝까지 검사받을 정신이 없었다. 정신없이 남편에게 전화를 하고, 다행히 토요일 진료가 있었던 유방외과에 방문했다. 결과는 조직 검사를 해봐야 안다고 했다. 어떤 상황인지, 어떤 치료가 필요한지 단정할 수 없다는 말을 듣고 집으로 돌아왔다. 하루라도 빨리 상황을 제대로 알고 싶었다.

월요일, 병가를 내고 유방전문센터가 있는 병원을 방문해 조직 검사를 받았다. 검사 결과를 기다리기까지 3일. 그 3일 동안이 정말 힘들었다. 뭔가 결정이 나면 그때부터 열심히 해볼 텐데, 알 수 없는 상황 때문에 온갖 공포심이 밀려왔다.

검사 결과는 유방암. 그동안 내 유방에 있던 멍울이, 내가 그냥 별거 아니겠지 넘겼던 멍울이 암이었구나. 그때 알았다. 병원 로비에서 쉴 새 없이 나오는 영상 속 유방 자가 검진 방법을 보니, 멍울은 암의 직접적인 신호였다.

그동안 나는 암과 전혀 상관이 없는 사람이라 생각하고 살아왔다. 병원을 가까이 할 필요도 없다고 생각하며 살았다. 누구라도 그랬을 것이다. 그렇게 살아왔는데 느닷없이 내가 암환자라니.

마음을 다잡으며

암이었다는 걸 안 후로는 나도 모르는 또다른 질병이 내 몸에 있을 것만 같아 두려웠다. 두려운 마음은 내 몸 안의 사소한 것들에도 신경이 쏠리게 만들었고 조그만 증상도 다 큰 병의 신호처럼 다가왔다. 내 췌장은 괜찮나. 난소, 위, 대장, 혈액 등등 모든 부분들에 걱정이 몰려왔다.

본격적인 치료를 위해 추가 검사를 받았다. 초음파, CT, MRI, Bone Scan, 조직 검사까지, 그리고 옵션으로 갑상선 초음파 검사도 받았다. 사실 갑상선까지 검사를 받아보겠다는 선택을 하는 것도 쉽지 않은 결정이었다. 검사만 하면 무언가 또 나올 것 같아서, 그저 모른 채 살고 싶은 마음이 컸다. 그래도 40대를 앞두고 유방과 갑상선은 함께 관리할 필요가 있다는 친구의 말에 용기를 냈다.

검사를 받는 내내 불안했다. 그저 누워만 있으면 되는 검사들이었는데, 누워 있는 시간이 10분, 20분 지나갈수록 긴장되고, 걱정이 밀려 와서 견디기 힘들었다. 그래서 CT, MRI, Bone Scan처럼 시간이 꽤 걸리는 검사를 받을 때는 좋아하는 노래 가사를 되뇌이면서, 가사 내용이 내 삶이 되기를 바라며 마음을 다잡았다.

감사하자.

모르고 살뻔 했잖아.

조금이라도 더 늦지 않게 찾아낸 것에 감사하자.

정신없이 울기만 한 며칠

그렇게 마음을 정하고 나니, 모든 상황이 힘들었지만 감사했다. 검사 결과 왼쪽 유방과 겨드랑이에서 암이 발견되었다. 갑상선에서도 암이 발견되었다. 조직 검사 결과 이상이 없는 것으로 나왔던 오른쪽 유방은 초음파나 MRI 결과가 안 좋아서 진공흡인생검술을 추가로 받았는데 그 결과 제자리암을 발견했다.

조직 검사 결과는 삼중음성 유방암이었다. 이미 임파선 전이도 있었다. 유방암 타입 중에서도 독하다는 암. 예후가 안 좋다는 이야기가 인터넷에 아주 많이 퍼져 있었다. 어려웠지만 정신을 차려야 했다. 정신이 육체를 지배하는구나. 이때 절실히 느꼈다. 그럼에도 불구하고 감사했던 것은, 이런 심각한 상황 속에서도 내 장기들이 모두 무사했다는 것이다. 어제까지만 해도 내가 건강하다고 생각하며 살았는데, 이제는 장기에 암이 없는 것에 감사하는 마음이 절로 들다니⋯ 도대체 내 몸에 무슨 일이 있었던 거지? 그동안 조금 피곤했던 것 말고는 특별한 이상이 없었는데, 수업할 때 목소리가 자주 쉬었던 것이 갑상선에 있는 종양 때문이었을까. 여러 생각을 해보았지만 답은 없었다. 왜 내 몸 상태가 이렇게 되었을지 생각할수록 괴로웠다. 남편은 이참에 다 찾아내서 치료하면 되지, 마음을 단단히 먹으라고 말해주었지만, 마음은 계속 약해지려 했다. 결과를 듣는 것만으로도 힘들었고, 내가 왜 이 병에 걸렸을까, 내가 그동안 스트레스를 많이 받

앉던 사람이었을까, 생각이 꼬리를 물었다. 그 생각들이 나를 더 힘
들게 했다.

검사 결과를 정확히 알기까지, 치료 스케줄이 확정되기까지 며칠을
정신없이 울기만 하며 시간을 보냈다.

내 삶은 일시정지

가족들과 동료들이 위로의 말을 건넸을 때 괜찮다고 했지만 괜찮지
는 않았다. 경험해보지 않은 이들이 가닿을 수 없는 마음의 거리가
있음을 이때 여실히 알았다. 나에게 관심을 가져주면 그 관심이 버겁
고 힘들었고, 관심을 안 가져주면 내 상황이 그들에게는 별거 아닌가
싶어 서운했다. 상대방이 어떤 노력을 해도 내 힘듦이 나아지지 않는
그런 시간들이 있었다.

그동안 하던 일들 때문에, 직장 동료들에게 내 상황을 설명할 때는
어디까지 내 상황을 말해야 할지 고민이 되었다. 나는 그저 내 상황
을 말하는 것인데, 무언가 내 치부를 드러내는 것이 될까봐 걱정이
되기도 했다. 그렇지만 건강상의 이유로 일을 그만한다는 막연한 말
보다는 구체적인 상황을 말하는 것이 갑작스럽게 일을 중단하는 것
에 대한 이해를 구하는 일이었다.

내 몸 어디에 어떤 암이 있는지 말하는 대신, 유방암 진단을 받고 치

치료 스케줄이 정해진 뒤부터는
병의 원인 생각하기를 멈추고,
이제 어떻게 해야 할지만
생각하려고 노력했다.
어차피 원인 불명의 악성 신생물 아닌가.
원인을 찾으며
내 과거를 탓하지 말자.

료를 하게 되었다는 굵직한 것만 말했다. 그리고 알려주고 싶은 만큼
만 말했다. 그게 편했다. 주변을 정리하면서 내 마음도 어느 정도 정
리가 되고 있었다.

직장을 잠시 정리했다. 휴직계를 내고 책상을 정리하고 나오는 데
만 이틀이 걸렸다. 그동안 내가 벌여 놓았던 일들이 책상 가득 각종
문서들과 책들로 쌓여 있었다. 모든 일을 갑작스레 멈추면서, 예전
같았으면 내가 없으면 안 돌아갔을 거라고 생각한 일들이 잘 돌아
가는 세상을 보면서, 내가 너무 많은 일들을 한꺼번에 해내려 애쓰
며 살았구나 하는 자각이 들었다.

"엎어진 김에 쉬어 가자." 우리말의 많은 관용구들이 비유가 아니었
구나, 경험에서 우러난 말들이었구나 새삼 깨달으며 달리기만 했던
내 삶을 잠시 멈췄다.

치료 스케줄이 정해진 뒤부터는 병의 원인 생각하기를 멈추고, 이제
어떻게 해야 할지만 생각하려고 노력했다. 어차피 원인 불명의 악성
신생물 아닌가. 원인을 찾으며 내 과거를 탓하지 말자. 마음을 다독
이며, 치료를 잘 받기 위해 하루하루 열심히 지냈다.

후회는 아무 득이 없다

돌아보면 시작하는 단계가 가장 힘들었다. 나의 상황을 받아들이고,

034 ———

치료에 집중할 수 있도록 주변 상황을 정리하는 과정에서 마음을 가다듬기가 쉽지 않았다. 그럴 때마다 생각했다. 걸어 들어갔던 검사실을 제대로 걸어나오기 힘들었던 날을.

그날, 나에게 달라진 것은 내 몸에 암세포가 있다는 것을 '알게' 된 것뿐. 암세포는 이미 내 몸에 자리잡고 있었던 것인데 생각만으로 몸이 말을 안 들었다. 온갖 공포심에 밥이 안 넘어가서 체중이 5kg 이상 빠졌다.

정신을 바짝 차렸다. 조금이라도 빨리 항암치료부터 하자는 주치의 선생님의 말에 따라, 바로 치료 스케줄을 잡았다.

이제 치료를 시작하게 된 것이다.

멍울이 있다는 것을 알자마자 바로 병원에 갔더라면 어땠을까. 마음한 편에 '조금 더 빨리 발견했더라면 좋았을 걸' 같은 생각이 들 때마다 마음을 다잡았다. 돌이킬 수 없는 일에 대한 후회는 득이 될 것이없다.

덧붙이자면, "엎어진 김에 쉬어 간다"의 사전적 뜻은 뜻하지 아니하던 기회를 만나 자기가 하려고 하던 일을 이룬다는 말이다. 난 그저, 그 말 그대로 엎어진 김에 쉬어 가자 싶었는데, 지금 돌이켜보니, 뜻하지 않던 기회에, 바쁘게만 지내던 삶에서 벗어나 오히려 내가 하려고 했던 일들을 찬찬히 돌아보고 있으니 정말 그 말 뜻 그대로 되고있구나, 내가 저 말을 생각해내길 잘했다 싶다.

치료의 대장정이 시작되다

'모르고 계속 살았으면 어떻게 할 뻔 했어. 정말 다행이다.'

'더 늦지 않게 발견해서 정말 감사하다.'

힘내서 밥을 먹었다. 상황을 마주하고 받아들였다. 가족과 주변 사람들의 격려를 넘치도록 받으며 치료의 대장정을 시작했다.

당연하게도, 대장정의 시작이 쉽지는 않았다.

아홉 살짜리 딸은 내내 울고 있는 엄마에게 "울기 금지" "걱정 금지" 글자를 써넣은 그림을 주었다. 싱크대 앞에 붙여두고 날마다 보았다. 처음엔 엄마는 울지도 못하느냐며 더 울었는데 며칠 지내보니 울수록 마음이 나약해졌다. 조금만 울고 털어내야지. 그림을 보면서 마음을 다잡았다. 딸은 평소 같지 않게 엄마가 출근도 안 하고 집에 있는 시간이 늘었다며 오히려 좋아했다.

여느 때처럼 똑같이 잘 지내준 어린 딸이 참 고맙다. 딸에게 달라진 상황을 이해시키기 위해 엄마의 병에 대해 설명해주고, 치료를 위한 시간이 필요하다는 것, 하지만 너무 오래 걸리는 일은 아니라고 알려주었다.

암 진단을 받고 나서 열심히 한 일 중 하나가 나에게 앞으로 벌어질 일들이 궁금해 관련 자료와 책들을 찾아본 일이다. 그런데 신기하게도 자료를 찾아볼수록 두려움이 커졌다. 보통은 어떤 일을 대비할수록 그 일을 잘 해낼 수 있을 거라는 자신감이 생기고, 해낼 수 있다는 생각이 드는데, 이번에는 달랐다. 환자들의 경험담을 읽는 것만으로도 불안이 더 높아지고, 내 몸속 상태가 신경이 쓰였다. 나랑 비슷한 기수의 환자가 어떻게 지내는지 닉네임으로 검색하기도 하고, 어떤 수술과 항암 부작용을 겪게 되는지 찾아보기도 했다. 그런데 그럴 때마다 신기하게 점점 더 안 좋은 사례들을 발견했다. 이러다 시작도 하기 전에 겁만 잔뜩 먹겠구나. 환우 카페에 가입했다 탈퇴하기를 여러 번 반복했다. 그러고 나서 결심했다.

나의 상태를 0기부터 4기 분류에 맞춰 보지 않으리라.

기수마다 달라지는 5년 생존율에 두려워하기보다 지금 내 몸과 마음을 관리하는 데만 집중하기로 했다. 각자에게 놓인 상황은 정말 다양하다. 사회성 발달 장애를 말할 때도 다양한 형태와 중증도를 보인다는 의미를 담아 자폐 스펙트럼 장애라는 용어를 쓰지 않던가. 암환자도 그렇다고 생각한다. 증상도 치료법도 환자의 상황에 따라 다양하다. 나는 나다. 내 상황을 타인의 상황에 맞추지 말자.

그리고 진도를 너무 앞서가지 않으려고 노력했다. 영어 공부 할 때를 떠올려 봐도 700점을 맞겠다고 생각한 사람이 900점을 목표로 하는 사람이 보는 문제집을 처음부터 사서 풀지는 않는다. 차근차근 해나가야지. 나는 이제 막 대장정을 시작했다. 바로 눈앞에 주어진 일들에만 집중하자.

좀더 지혜롭게

그래! 정신을 차려야지.

체력을 위해 힘들어도 먹었다. 예전에는 맛있는 것을 먹었다면, 이제는 힘이 날 수 있는 좋은 음식을 찾아 먹었다. 기름진 음식, 살찌는 음식과 작별하고, 신선한 야채와 단백질이 많이 든 음식들을 챙겨 먹었다. 동네 뒷산에도 매일 올랐다. 살기 위해 자연으로 떠난 사람들을 떠올리며, 나도 산을 찾았다. 찬바람이 불기 시작하던 겨울, 정신 없이 산에 올랐다. 겨울 산의 앙상한 나뭇가지를 보며, 저 나무가 살아있음을 기억하며.

돌아보면 자연으로 돌아간 사람들을 떠올리며 살기 위해 산에 오를 것까지는 아니었으나, 내가 너무 과했나 싶다. 그래도 이때 날마다 산에 올랐던 것이 기초 체력을 만드는 데 큰 도움이 되었다.

이제 한 걸음 내디뎠다. 내 삶의 결이 달라질 새로운 시간이 시작되었다. 큰일을 경험하면서 그동안 나를 돌보지 않았으니 앞으로는 나를 위해 살자는 생각은 들지 않았다. 내가 이렇게 놀랐고 아팠으니, 다른 누군가는 덜 고생했으면 좋겠다. 나를 비롯한 우리가 좀더 지혜롭게 이 시간들을 보낼 수 있다면 좋겠다는 바람이 생겼다.

아픈 것도, 치료하는 것도, 모두 살아가는 과정이다. 그 과정에서 넘어지지 않고, 혹은 좀 넘어지더라도, 한 걸음 또 내딛는 것, 그것이 삶이다.

시작하는 이들에게

매주 일요일 저녁, 아들을 기숙사에 데려다주기 위해 강화도로 출발한다. 해가 지는 하늘을 정면으로 바라보며 달리다 보면 그곳은 서쪽으로 서쪽으로 참 멀기도 했다. 이제 다 왔나 싶으면 아직 김포 언저리, 잘 보이지도 않는 신호 때문에 자칫하면 속도 위반을 할까 봐 조심조심 두리번거린다.

초행길의 두려움은 잠시, 벌써 3년째 들어서니 맛집도 여러 군데 알게 되고 병풍처럼 둘러싼 산, 성, 하늘… 슬쩍슬쩍 감상하며 여행 가듯 간다.

누구든 강화에 간다면 나는 그 사람 옆 보조석에 앉아가고 싶다. 여기는 갑자기 제한속도가 50km로 줄어드는 구간이니 천천히 가야 한다고, 여기는 맘 편하게 좀 달려도 된다고 알려주면서 말이다.

내비게이션? 길잡이 친구?

"모르는 게 약이다"와 "아는 게 힘이다" 중 하나를 선택하도록 하라면? 나는 솔직히 "닥치면 그때 가서 보자"는 식으로 사는 편이다. 미리 걱정한다고 달라질 것도 아니고, 계획형 인간이 아니라 겁 없이 달려들다 나중에야 큰일을 저질렀구나 깨닫는 인간이다. 잔소리 듣기 싫어 하고, 누가 간섭하고 조언하는 걸 잘 귀담아 듣지도 못해 늘 후회한다. 변명할 거리는 언제나 충분하다. 조언해준답시고 괜히 주

늙게 하는 사람들, 기운 빠지게 하는 사람들보단 차라리 혼자 고생
하는 게 낫다고 여기는 성향이라서 말이다.

그래도 잘난척하지 않는 친구, 잔소리하지 않는 선배가 옆에 있어주
면 든든하더라. 마음도 좀 안정되고, 길도 좀 빨리 찾고 그렇더라. 암
환자의 경우도 마찬가지다. 치료가 시작되고, 겪게 될 몸의 변화를
너무 걱정하지 않도록, 더 심해지지 않도록 미리 대응할 힘과 전략을
모색하면 어떨까?

이해인 시인의 시집 〈희망은 깨어있네〉 책머리에서 시인은 스스로
를 "어느 날 갑자기 나를 덮친 암이라는 파도를 타고 다녀온 '고통의
학교'에서 나는 새롭게 수련을 받고 나온 학생"이라고 소개한다. 우
리는 누구나 인생을 배우는 학생이다. 선배 노트를 미리 챙겨놓으
면 마음이 좀 든든해지는 학생이 된다.

재활, 새롭게 살아보기

재활이라고? 뭐하는 건데? 운동하는 건가? 환자는 고개를 갸우뚱
하면서 진료실에 들어온다. 환자는 생각할 것이다.

암을 진단받은 후 어떤 치료를 받아야 하는지 생각하느라 머리도
복잡한데… 지금 물리치료가 필요한 것도 아닌데… 수술받기 전
이라 가끔 가슴이 아픈 거 외엔 특별히 불편한 것도 아직 없는데…

왜… 재활…?? 재활의학과가 도대체 나와 무슨 상관이 있을까, 이
상황에 나는 왜 재활의학과 의사까지 만나야 할까, 도대체 재활의
학과는 무슨 과지? 검사할 것도 많고, 알아야 할 것도 많은데…

그런 환자에게 재활의학과 전문의의 많은 말이 필요하지는 않은 것
처럼 보일지도 모른다. 환자는 이미 너무 많은 정보로 복잡해진 상
태다. 무슨 말을 해주어야 할까?

열심히 무언가라도 배우려는 악착같은 의지를 가진 이들도 있지만,
어떤 환자는 이 상황 자체가 마치 뿌연 안개 속에 있다고 느끼는 것
같다. 이 짧은 시간에 무슨 말을 건네야 할까?

전문의로 일하기 시작한 그 즈음엔 때때로 앞에 있는 환자가 어떤
상태인지 잘 모른 채, 재활의학과 의사로서 내가 해야 할 것들만 찾
아 열심히 설명했다. 과한 설명은 오히려 환자를 더 우울하게 만들
었을지도 모른다. 더 걱정하게 만들었을지도 모른다.

그 마음으로 이 말만 덧붙이자.

"유방암 수술을 받으면 팔도 쓰지 말고 과하게 사용하지도 말라는
이야기 많이 들으셨죠? 하지만 더 잘 사용할 수 있답니다. 그동안 바
빠서, 또 할 일이 너무 많아서 어떻게 쓰는지 살필 시간도 없이 살아
오셨지만, 이제는 몸을 어떻게 움직일지 새로 배워봅시다. 더 효율
적으로 건강하게 움직일 수 있어요. 다시 이전으로 돌아가는 것이 아
니라 새롭게 살아보는 겁니다."

이제는
몸을 어떻게 움직일지
새로 배워봅시다.
더 효율적으로
건강하게 움직일 수 있어요.
다시 이전으로 돌아가는 것이 아니라
새롭게 살아보는 겁니다.

함께 울어주는 사람이 있다면

요즘은 환자에 따라 조금씩 태도를 유연하게 바꾸려 노력하고 있다. 지식을 효율적으로 빨리 습득해 전략적 사고를 해야 안정감을 느끼는 이들에게는 시기별로 몸이 겪게 되는 변화를 치료와 연계해 과학적인 용어로 효율적으로 전해주려 한다. 너무 많은 지식이 버거운, 그래서 차근차근 하나하나 느리더라도 조금씩 진행하기를 원하는 환자들은 지금 느끼고 있는 감정을 조금은 이해할 수 있다는, 그리고 앞으로의 시간들을 함께해도 괜찮겠다는 안심만 시켜주는 것으로 충분할 때가 있다. 친구들도 그렇지 않던가.

요즘 유행하는 MBTI나 에니어그램 등으로 굳이 사람 유형을 나누는 것을 나는 그리 선호하지는 않는다. 그래도 다양한 사람들이 이 세상에 존재하는 만큼 암을 진단받는 상황에 따라 환자마다 적절한 지지도 달라져야 하지 않을까.

위로도 그렇다.

어느 날 진료실에서 만난 한 환자의 두 눈은 벌겋고, 눈 주변도 잔뜩 문지른 흔적이 역력했다. 그냥 넘어가려 하다가 아무래도 한마디 건네야 할 것 같았다.

"눈이 좀 충혈되어 있네요. 무슨 일 있으세요?"

"별거 아니에요."

그때 울컥 다시 쏟아져나오는 눈물을 보았다. 무슨 일이 있었던 걸까. 나는 잠시 가만히 있는다. 나는 사실 누가 조금이라도 울먹이면 따라 우는 편이다. 초등학교 시절, 복싱 영화 〈록키〉를 보고 유일하게 울면서 영화관을 나왔던 누나가 좀 창피했다고 동생은 두고두고 놀리고 있다.

오늘도 나는 따라 운다. 세상에 울 일이 얼마나 많은가. 갑자기 암을 진단받고 힘든 치료를 받는 과정마다 울고 싶은 시간을 참고 지내다 눈물샘이 터질 때는 무언가 있었던 게 틀림없다.

"암 진단 받고 제대로 울어보지도 못했어요. 걱정된다고 하면 1기에 가슴도 많이 안 떼었고, 이 정도면 정말 별거 아니라고 힘내라는 가족 앞에서 용감한 모습만 보여주었어요. 근데 여기 외래에 앉아 기다리는 환자들 보니 내 생각이 나서 그만… 얼마나 초조할지, 어떤 심정일지 알겠으니까."

그동안 나도 얼마나 많이 이야기했던가.

"그럼요, 별거 아니에요. 정말 시간 지나면 다 좋아진답니다."

그러나 이름도 모르고, 병명도 모르는, 단지 같은 공간에 같은 자세로 기다려본 적이 있다는 사실 하나로, 외래 의자에 앉아 있던 환자의 마음을 상상하며 울고 있다는 그녀에게 그 정답은 적절하지 않다는 생각이 들었다. 참 아름다워 보였다. 그 마음 씀씀이가 고마웠다. 함께 기다리고 있는 환자들의 모습을 보며 대신 울어줄 수도 있는 거다. 다들 괜찮다 말해주고 힘내라 응원해주니까 맘놓고 울 수도 없었던 그녀에게 말해주고 싶다. 여기에선 좀 울어도 된다고.

"제가 그 마음 전할 수 있으면, 다음 환자 분 들어오시면 전해드릴게요. 힘이 나실 거예요. 참 고마워요. 제가 대신 참 고마워요."
누구에게나 암의 병기와 재발율이라는 숫자와 상관없이 예상하지 못한 일들을 만나 걱정이 되는 것은 당연한 일이다. 별거 아니라고 괜찮다고 섣부르게, 위로하던 습관적인 말을 무의식적으로 건넸던 내가 부끄러워진다.

그럼에도 불구하고 행복하게

아픈 것은 나쁜 것이라고, 병이 없는 상태만 좋은 것이라고 건강을 정의하지는 말자. 질병이 없는 상태가 아니라, 어떠한 상황에서든 자신에게 맞는 새로운 정상을 만들어가는 것이 건강함이라 정의한 조르주 캉길렘(Georges Canguilhem)의 이야기도 들어보자. 지금, 여기서, 새로 시작해보자.
갑자기 암 진단을 받고 난 이후, 직장을 휴직하고, 자녀들은 계속 키워야 하는데, 생활비도 벌어야 하고, 새롭게 치료 스케줄도 짜면서… 옛 친구들과 동료들에게 뭐라 설명하기에도 버거운 시간들, 그 가운데 하루하루 건강한 삶을 요구받고, 잘 살아야 하는 부담감은 있지만 어떻게 하루를 보내야 할지 막막한 시간들…
어떻게 모두 이해할 수 있겠냐만은, 힘들고 아프지만 그럼에도 불구하고 행복하게 삶을 살아가는 암환자들이 있다. 그들의 하루가 궁금해 질문을 던진다. 그리고 다양한 팁들을 전수해준다.

달라진 일상을 새롭게 시작하기, 성과가 아닌 존재로 삶의 목적을 재정비하기, 일 단위로 계획 세우기, 다른 사람들의 다양한 조언에 휘둘리지 않기, 스스로 선택하고 책임을 지는 소소한 것 하나부터 시작하기, 걱정으로 잠이 오지 않을 때 무슨 음악을 들을지, 앉아 있는 시간이 길어질 때 무슨 동작을 해야 할지, 집안일을 할 때는 어떤 동작으로 해야 할지, 빨래를 널 때, 부엌에서 도마 위 칼질을 할 때 어떻게 해야 아프지 않을지, 어떻게 해야 붓지 않을지 등등.

보물들이 쌓여간다. 이건 나만 알고 있기는 아깝다. 하나하나 직접 겪으며 발견한 삶의 지혜들을 보따리에 넣고 간다. 이름도 얼굴도 모르지만 다음에 이곳에 들러 잠시 쉬고 갈 환자들을 위해 그들에게 전해달라 당부하고 간다. 구슬을 잘 꿰어보자.

새롭게 배우는 시간

이제 치료 여정이 시작되는가.

여기저기 검사를 받고 설명을 듣느라 분주했던 환자들에게 일단 칭찬부터 해드리고 싶다.

오늘 하루 숨 쉬는 존재 자체로 참 수고 많았다고,

앞으로의 시간들이 그리 쉽지 않지만,
새롭게 배울 수 있는 시간이 될 거라고.
이미 지나간 많은 선배들이 잘 통과해서 지나갔고, 오히려 그동안
일에 치어, 또 사람에 치어 힘들었던 시간들에서 자신을 위한 삶을
살아가게 되었노라, 몸이 힘들어도 이 시간이 유익했노라 이야기
하기 위해 일부러 병원을 찾아온 사람들의 이야기들이 쌓여 있노라
고, 함께 하자고 이야기하고 싶다.

이런 게 궁금해요 QnA
똑똑하게 치료 받을 준비

암을 진단받은 때부터, 몸에 어떤 일이 일어날지 예상할 수 있습니다. 암이 몸 어디에 있는지, 무슨 치료를 해야 하는지, 진단받으며 검사한 영상 결과를 토대로 암의 병기에 따른 암치료 계획을 들으며, 나의 몸에 일어날 변화를 함께 미리 예측해보아요.

불안은 앞이 안 보일 때, 예상할 수 없을 때 더 심해지는 법이죠. 정확하게 몸의 상태 변화를 예측해보고 함께 계획을 세워보는 것, 오늘 우리가 할 수 있고, 선택할 수 있는 시간들입니다.

Q   암환자에게 재활이 왜 필요한가요?

사람이 살아가면서 아프고, 붓고, 살아가는 모든 것을 기능이라고 해요. 통증과 관련된 증상을 없애는 것뿐만 아니라, 사회에 잘 참여하지 못하게 하는 아픈 것을 해결하고, 덜 피곤하게 만드는 증상 관리뿐만 아니라 실제적으로 잘 생활할 수 있도록, 즉 다시 말해 사회 생활, 직장 생활 등을 잘할 수 있도록 돕는 포괄적인 일이 재활입니다. 뇌졸중, 마비 등으로 인한 증상을 개선하기 위한 재활뿐만 아니라 암을 진단받고 치료하면서 기능이 떨어진 부분의 원인을 잘 찾아서 예전처럼 혹은, 그보다 더 잘 활동할 수 있고, 참여할 수 있고, 기능을 발휘할 수 있도록 하는 여러 가지 치료가 재활입니다.

이때 내가 어떤 암을 가지고 있는지, 어떤 치료를 받을 예정인지, 내 암이 얼마나 진행되었고, 예후가 어떤지, 진단받은 시기가 언제인지 등에 대해 알면 알수록 효율적이고 전략적으로 몸의 기능을 좋게 만들 수 있습니다. 치료를 위한 전략을 세우는 일이 재활이에요.

보통은 마비가 되거나 힘이 떨어지는 이벤트가 하나 있고, 서서히 회복이 되는 것을 재활치료라고 생각하지만, 암환자에게서 재활치료는 좀 다른 의미입니다. 처음 진단 받았을 때는 몸의 기능의 차이가 없고, 어떤 분들은 치료 후 곧바로 일상으로 복귀할 만큼 신체 기능에 큰 영향을 받지 않기도 합니다. 치료를 위해 병원을 왔다갔다 하기보다 본인의 일상생활을 통해 건강 관리를 꾸준히 할 수도 있습니다.

그런데 또 어떤 이들은 수술 후 어깨를 못 움직이고, 복부 수술 후 배에 힘을 못 주게 되어 걷는 것조차 힘들어진 경우도 있고, 폐를 수술한 후 호흡이 곤란해진 경우도 있습니다. 또 암 수술로 여러 기관들이 건드려지고, 그 부위에 방사선치료를 받아 기능이 크게 떨어졌다가 회복되는 경우도 있습니다. 전이된 부분에 따라 척추, 다리뼈 때문에 못 걷고 기능이 떨어지기도 합니다.

이렇게 다양한 암환자들의 기능을 살핀 후 전략을 수립해야 하기에, 암환자에게 필요한 단순히 운동을 열심히 해라, 몸을 회복해라 같은 하나의 치료로 재활을 정리할 수는 없습니다. 그래서 "암환자에게 좋은 운동이 뭘까" "어떻게 생활하는 게 좋을까?"와 같은 물음에 하나의 답을 정하기보다는 환자의 상태에 따라 세분화되고 개인화된 전략을 세우는 것이 필요합니다.

Q   암이 림프절에도 전이되었다고 해요.
치료를 기다리며 어떤 일을 할 수 있을까요?
그 외에도 본격적인 치료 시작 전에
유방암의 병기에 따라 대처할 수 있는 방법이 있을까요?

모르는 게 약이 될 수도 있지만, 정확하게 알면 적절하게 준비하는 데 많은 도움이 됩니다. 유방암 병기에 따라 암이 몸의 어디에 침범해 있는지를 아는 것은 재활에 도움이 됩니다. 초음파, MRI, PET 등 각종 검사를 받고, 결과를 영상으로 한 번 보는 것도 좋아요.

며칠 어깨가 뻐끈하고, 겨드랑이가 콕콕 찌르고, 묵직해지는 증상들이 있었다면, 암이 주변 신경을 누르거나, 림프절을 누르고 있어서 발생하는 신경통 또는 림프순환 저류 등에 의한 증상일 가능성이 있습니다.

림프절로 전이된 경우, 전이가 된 림프절로 흘러들어가야 하는 림프관 내 림프의 흐름에 영향이 생길 수 있습니다. 림프 정체가 발생하고 림프관 내 압력이 커지거나, 이로 인해 림프 흡수가 되지 않아 체외수분이 증가되는 경우 압박감, 묵직함, 불편감을 느낄 수 있습니다. 병원에서 초음파로 확인하면 피부층 또는 피하지방층이 림프 정체로 인해 좀 더 하얗게 변하는 양상을 관찰할 수 있습니다.

유방암의 경우 어깨, 겨드랑이 부위, 쇄골 위쪽 부위가 붓는 느낌이 나거나 묵직한 느낌을 암 진단 시점에 느끼는 경우가 있습니다.

선항암치료를 하면서 암의 크기가 줄어들거나 림프절 전이 부위가 소멸되는 경우 증상이 호전되는 것을 경험하기도 합니다. 암 자체로 인한 압박감이 줄어들기 때문입니다.

그리고 림프절 전이가 된 경우는 마치 고속도로 톨게이트 중 일부가 막혀 있을 때의 교통 상황으로 설명할 수 있어요. 수술을 통해 전이된 림프절을 제거하게 되는데 그에 따른 관리가 필요합니다.

부산에서 서울로 들어가는 직전 톨게이트를 림프절이라고 비유해봅시다. 톨게이트를 통과하기 위해 1차 관문, 2차 관문, 3차 관문으로 점점 모이면서 서울로 들어간다고 가정해보세요. 각각 레벨 1, 2, 3 림프절이 수

십 개 있는데, 그 중 일부 톨게이트가 문을 갑자기 닫은 것이 림프절 절제술 직후의 교통 상황이라 생각할 수 있습니다. 톨게이트 일부를 막는다고 갑자기 교통 정체가 오고 사고가 나지는 않습니다. 전국의 교통 상황을 교통센터에서 확인해 미리 우회로로 차를 보내거나, 교통량을 적절하게 통제하면 교통 흐름이 원활하게 되는 것처럼 우리는 팔 증상에서 보이는 신호로 교통 상황을 그려볼 수 있습니다.

림프절이 전이된 부위 주변으로 림프 흐름에 변화가 생기고, 처음에는 증상이 없다가 항암치료가 시작되어 전신이 붓기도 하고, 또는 수술을 받으면 남들보다 조금 더 빨리, 림프부종 증상을 경험할 수도 있습니다. 이런 증상을 경험하거나 불편감을 느끼면, 불안해지기 쉽지요. 하지만 미리 안다는 것은 미리 준비할 수 있다는 뜻이기도 합니다. 언제 닥칠지 모르는 미래를 불안해하지 않고 하나하나 대처할 수 있기 때문입니다.

**Q 몸이 보내는 사소한 통증 신호들이
모두 암과 관련된 것처럼 느껴집니다.
암과 관련된 신호를 구별할 수 있는 방법이 있나요?**

우선 암이 어디 있는지 알면 신호를 구별하기 용이해집니다. 물론 암이 있는 위치에 연결된 신경, 혈관, 림프관의 위치, 기능을 알면 좀 더 세부적으로 구별할 수 있습니다. 치료가 추가되면 그 치료가 몸에 어떤 영향을 미치는지 알아가야 합니다. 항암치료, 수술, 방사선치료가 각각 몸에 어떤 영향을 미치는지 공부하다 보면, 암이 켜져서 생기는 증상, 암이 줄어들면서 느끼는 증상, 치료가 몸에 미치는 영향으로 생기는 증상 등이 모두 다르기 때문입니다.

암이 림프절에 전이되거나 고형암 크기가 커서 주변 조직을 압박하거나
침범하는 경우에 발생하는 증상은 어떤 조직이 손상을 입었는지에 따라
구별할 수 있습니다.

Q   **내 상황을 알게 된 것만으로도 몸에 힘이 없어져요.**
    심리적인 것이 신체 능력과 직결된다는 느낌을 많이 받습니다.
    의학적으로도 그런가요?

맞습니다. 인식과 해석, 적용이 몸에서 동시에 일어납니다. 이를 이해하
기 위해서는 우선 신체와 정신을 구별하기 시작한 근대 과학주의적 사고
에서 좀 더 나아가야 합니다. 의학의 역사를 살펴보면, 의학에 과학적 방
법을 선택해 지금과 유사한 의학교육이 도입된 것은 20세기 초 근대에
이르러서입니다. 신체와 정신을 분리하고, 정신이 신체를 지배하는 이원
론적인 사유를 기반으로 데카르트에서 출발해 발전되어왔지요.

하지만 의학에 과학 기술이 도입되면서 몇몇 영역은 이를 적용하고 발전
해왔지만, 인과 관계가 명확하지 않은 다양한 질병모델을 설명하는 데는
한계가 드러나게 됩니다. 신체 따로 정신 따로 각각 정량적으로 계량화
하고 숫자로 치환해 통계론적 방법으로 효과를 검증하기에는 설명할 수
없는 영역이 많습니다.

증상은 그런 영역입니다. 특히 암환자가 겪는 다양한 증상 중에는 단순
히 데카르트적 사유에서, 또는 과학실증적 방법으로는 설명되지 않아 존
재 자체가 무시되는 부분이 있습니다. 몸이 피곤하고 아파서 심한 운동

을 할 수 없는데, 우울해서 그렇다고 해석할 때도 있고, 조금만 움직여도 숨이 찬데, 주변에서는 의지가 부족하다고 판단하기도 합니다. 이 경우 정신이 신체를 지배한다고, 또는 정신과 신체는 분리되어 있다는 가정 아래, 관념론적으로 몸의 증상을 해석하는 오류에 빠지기 쉽습니다.

자신의 몸이 보내는 신호를 있는 그대로 해석하기에는 기존에 가지고 있던 선입견들이 오히려 방해가 될 때도 있습니다. 기존에 만들어놓은 스스로에 대한 평가, 주변 사람들과 다른 사람들의 조언과 판단, 다양한 매체와 병원에서 제공되는 정보들에 휩싸여, 정작 자신의 몸에서 보내는 신호가 무엇인지 모르고 지나갈 수도 있습니다.

귀 기울여보세요. 몸이 보내는 신호는 자신을 보호하기 위한 예민한 센서 역할을 해줍니다. 아프고 피곤한 것은 나쁜 것이고 약한 것이니 빨리 없애야 하는 것으로 해석해 너무 무리하게 대응하며 억지로 몸을 움직일 필요도 없고, 겁이 나서 아무것도 하지 못한 채 움츠러들 필요도 없습니다.

지금은 그동안 너무 바빠서 외부의 자극에 반응하느라 급급했던 과거를 다시 돌아볼 수 있는 시간입니다. 나에게 적절한 움직임을 다시 찾을 수 있는 시간이기도 합니다. 피곤하고, 아프고, 붓고, 숨이 찬 증상은 우리 몸의 적절한 정도를 찾게 해주는 예민하고 고급스러운 센서라고 생각해보면 어떨까요?

이 시기 꼭 기억해야 할 유방암 재활

등근육을 키우세요!

진단을 받은 시점부터 몸을 생각하는 것을 사전재활(prehabilitation)이라
고 합니다. 먼저 몸의 체력을 가장 최상으로 만드는 것, 수술 후 방사선치
료 후 예상되는 몸의 후유증을 미리 예측하고 맞추어 미리 운동을 배워보
는 것 등이 포함됩니다.

유방암 수술 후
가슴 상태 이해하기

유방암 수술을 받기 전에 어떤 준비를 하면 좋을까요? 가장 필요한 동작
을 우선 하나만 선택하라고 한다면, 등 어깨뼈 주변 근육을 키우는 것입
니다.

먼저, 유방암 수술을 아주 쉽게 기능 측면에서 설명해드릴게요.

암이 생긴 유방은 대흉근이라는 근육 위에 근막을 사이에 두고 올려져
있어요. 전절제술 또는 부분절제술에 따라 유방 밑의 근막을 어느 정도
건드릴지 결정되지만, 유방 수술을 한다는 것은 유방과 대흉근을 분리시
켜 (어떤 환자분은 포를 뜬다고 표현하기도 합니다.) 유방 조직을 제거하
는 것입니다. 이때 대흉근의 근막이 일부 또는 전체가 제거됩니다. 물론
근막은 수술 후 상처가 회복되듯 점차 다시 새로운 조직으로 재생됩니
다. 하지만 수술로 건드려진 근막을 수술 후 바로 다시 건드리면 통증이
유발되거나, 배액관을 통해 수술 후 배출되는 체액이 오랫동안 나오게
되거나, 심지어는 수술 부위에 물이 차서 주사기로 물을 빼기도 합니다.

수술 후 조직이 완전히 회복되기 위해 보통 2-3개월이 걸리는데, 이 시
기에 대흉근을 너무 많이 쓰거나 마찰을 일으키는 동작, 특히 양팔이 몸

통에서 떨어져 움직이는 동작을 할 때 덜 나은 상처가 덧나는 것처럼 불편감을 초래하기도 합니다.
이때 필요한 요령을 미리 배워두면 어떨까요? 바로 어깨를 이용해서 팔을 쓰는 요령을 몸에 익혀두는 겁니다.

이렇게 해보세요

팔을 움직일 때 어깨뼈의 움직임이 없을수록 대흉근을 더 많이 사용하게 됩니다. 그러므로 상처가 나고 약해진 대흉근 대신 어깨뼈 자체를 많이 움직이면서 동작을 만들면 됩니다.
어깨뼈를 뒤로 젖히거나, 바깥으로 외회전을 시키거나, 발레리나처럼 어깨를 최대한 많이 움직이면 좋습니다. 어깨를 사용해서 팔을 올리고 돌리는 동작을 만들어보세요. 그러기 위해서는 평소에 어깨뼈를 돌리는 연습을 통해서 어깨뼈의 유연성을 키워주는 운동을 하는 것이 필요합니다.
어깨뼈를 뒤로 젖히고, 내리고, 팔을 바깥으로 벌려서 반원을 그려주는 운동을 해보세요.

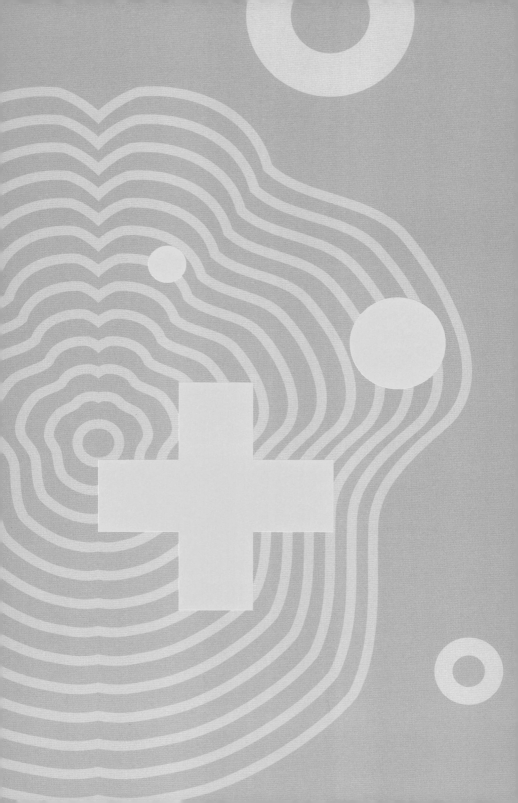

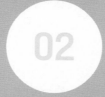

02

선항암 편
스스로! 몸과 마음 관리하며
치료받기

부작용과 동행하기

지금도 조금씩 나아지고

발견하게 되어 감사해요.

치료할 수 있어 감사해요.

첫 마음을 잃지 않게 제 마음을 지켜주세요.

나의 투병 일기는 이렇게 시작한다. 선항암을 시작하고부터 날마다 하나님께 기도하며 짧은 일기를 썼다. 항암을 시작하면서는 두려움 이 컸다. 공포에 가까운 두려움 때문에 자려고 누우면 숨쉬는 것조 차 어려웠다. 그럴 때 일기를 쓰기 시작했다. 내 상태를 설명할 단 어를 선택하면서, 생각지도 않게 변화된 나를 둘러싼 상황에 대한 태도를 정할 수 있었다.

그날그날의 마음을 글로 적으면서, 내가 어떤 하루를 보냈는지 정 리했다. 그 일기 덕분에, 내 몸이 변화하는 것도 두렵지 않게 되었 고, 항암 후 내 몸에 찾아오는 변화에 패턴이 있음도 알게 되었다. 그래서 주변 사람들에게 기회가 되면 일기 쓰기를 권한다. 하루하 루 나아지지 않는 것 같은 오늘을 살 때도 어제의 일기, 일주일 전 의 일기를 보면 내가 지금 확실히 나아졌다는 것을 알 수 있어서 용 기가 났다. 지나온 시간이 보여 힘이 났다.

이때의 나는 오늘 하루가 빨리 지나갔으면, 내가 맞기로 한 항암제 를 다 맞는 날이 빨리 왔으면 하고 바랐다. 하루가 지나갔다는 것만으로도 감사했다. 어떤 날은 다음 날 눈을 뜨고, 아 내가 살아있구나, 새삼 느끼기도 했다. 생사가 오가는 상황이 아니었음에도, 내 마음은 생사를 오가는 사람처럼 상황을 받아들였다.

그러나 치료를 받으면서 무엇을 생각하든 내 상상 이하임을 알게 되었다. 생각 속에서 일어나는 일들이 더 무서운 것임을 발견하고, 그때부터 나는 최대한 상상을 하지 않았다. 항암 주사를 맞고, 부작용 방지약을 먹고, 몸의 컨디션이 떨어지는 하루이틀은 일찍 잤다. 그리고 날마다 걸으며 몸을 움직였다. 조급한 마음이 들기도 했다. 언제가 되면 나아질까, 괜찮아지기는 하는 걸까 ⋯ 하지만 그런 마음이 들 때마다 '한 걸음 한 걸음'이라는 말을 되뇌었다. 차근차근 해나가야지 다짐했다.

한 걸음, 천천히, 조금씩, 서서히⋯
이런 말들과 친해지기

1차 항암이 지나고 나서부터는 두려움을 이겨내기 위해 마음을 다잡는 내용으로 일기를 썼다. 나의 상태를 글로 남기는 일은 투병 생활에 많은 도움이 되었다. 일기를 쓰는 자체로, 나의 상태를 좀더 긍정적인 단어로 정리할 수 있었고, 마음이 두려워질 때는 일기를 쓰기 시작한 첫날의 일기부터 다시 읽었다. 그러면서 시간이 지나고 있음을 느끼며 감사하는 마음을 가졌다.

'맞아, 내가 이랬었지, 지금 치료하는 과정 중이지, 더 나빠질 게 없지.' 스스로 마음을 다독이며 새롭게 맞이한 오늘도, 나아지고 있는 오늘임을 믿으며 힘내서 하루를 살았다.

그러다 보니 한 걸음 한 걸음씩 오늘을 열심히 살게 되었다. 지나가기만 바랐던 오늘이었는데, 어느새 또다시 주어진 오늘을 '조급해하지 말아야지!' 생각하며 지낼 수 있게 되었다. 그렇게 하루하루 살다 보니 이제는 내일을 향한 오늘을 살아가게 되었다.

옵션이기는 하지만 항암을 시작하면 먼저 케모포트를 쇄골 아래 심고, 3주 간격으로 주사약을 처방받는다. 항암을 시작하는 것도 굉장히 느닷없이 닥친 일이었는데, 주사를 잘 맞기 위해 쇄골 아래 포트를 심는 일은 생각도 못한 비현실적인 일이었다. 차가운 수술대에 누워, 얼굴을 가리고, 포트를 심는 시술을 받는 내내 눈물이 났다. 그제서야 내가 암환자가 되었다는 사실이 손에 잡히듯 실감나게 다가왔기 때문이다.

수술방에 있는 간호사 선생님과 의사 선생님이 친절해서 눈물이 났다. 나에게 괜찮다고, "잘 치료받으면 되죠"라고 다독여주는 위로의 말들에 눈물이 났다.

치료제가 있으니 감사하다

30분 정도 되는 시술을 받고, 병실에 올라와 첫번째 항암치료를 시작했다. 색깔도 붉은빛이 도는 무시무시한 링거, 그리고 맞다 보면 입에서 알콜 냄새가 느껴지는 투명한 링거를 두세 시간 맞으면 온갖 두려움이 밀려왔다. 그때는 내 몸에 들어가는 주사약을 의식하지 않기 위해 애를 썼다.

약이다. 내가 맞는 것은 독약이 아니다.

그렇게 생각하려 애썼다. 그러자 문득 치료제가 있다는 것에 절로 감사하다는 생각이 들었다.

약이 있으니 얼마나 감사해, 잘 치료받아야지.

항암 중에는 어떤 부작용을 경험하느냐에 따라 약 처방이 달라지기 때문에 자신의 컨디션을 잘 살펴야 한다. 투병 일기를 쓰면서 지내다 보니 나에게는 항암 후 일정한 패턴이 있음을 발견할 수 있었다. 항암 주사를 맞고 돌아가면 입안이 말랐고, 목 뒤로 근육통이 있었고, 몸에 힘이 없다가 일주일이 지나면 어김없이 컨디션이 돌아오기 시작했다. 아주 서서히.

그 패턴을 알고 나니 몸은 힘들었지만 두렵지는 않았다. 처음에는 그저 내 몸에 대해 아는 것 자체가 공포였는데, 선항암을 시작하고는 내 몸에 대해 아는 것이 공포에서 벗어나는 하나의 방법이 되었다. 항암치료를 받으면서는 나의 상황에 대해서 알고 싶은 선까지만 알

아보았다. 처음에는 사소한 증상이 생겨도 검색을 하며 다른 이들
의 경험을 찾아보곤 했다.

한번은 다크 서클로 시작한 검색이 뼈전이로까지 이어지기도 했다. 유방암의 알고리즘 속에 갇히지 말자. 최대한 검색을 하지 말자. 다 짐했다. 주치의 선생님이 내 몸 상태에 맞게 처방했음을 믿고, 병원 에서 알려주는 것까지만 알자.

그렇게 생각하고 그 이상 알아보지 않았다. 어차피 의학 지식을 지 금부터 쌓아가기엔 늦었다. 내가 바꿀 수 없는 상황에 대해 자세히 아는 것은 크게 도움이 되지 않았다.

그래서 이 약을 왜 처방했는지, 내 몸속에서 어떤 일을 하는지 전문 적으로 알려고 하는 대신에 내 몸을 건강하게 되돌리기 위해 해로 운 음식을 먹지 않고, 할 수 있는 선에서 운동을 했다. 내가 먹은 영 양제가 항암제와 어떤 상호작용이 있을지 예상하기 어려워서, 임의 로 선택해 비타민제나 영양제는 먹지 않았다.

채소와 과일을 많이 먹었고 혈액 검사에서 결핍으로 나온 비타민D 와 칼슘을 보충했다. 처방을 받아 비타민D 주사를 정기적으로 맞았 고, 칼슘제를 날마다 복용하며 칼슘 수치를 관리했다. 참고로 내 경 우에 칼슘이 결핍된 것은 갑상선 수술을 했기 때문이다.

어차피 동행해야 된다면

항암치료를 받으면서는 신체의 많은 변화와 마주하게 된다. 털이 빠지기만 하는 것인데도 피부가 불편해지는 것을 경험하며 털이 가지고 있던 원래 기능이 무엇인지 적나라하게 알게 되기도 한다.

그 외에도 수많은 부작용을 경험하게 된다. 당연히 부작용의 강도나 내용에 대해서는 개인차가 크다. 그래서 미리 다른 환우들의 세세한 증상을 찾아보며 감정 이입하기보다는 약에 대해 설명한 자료나 병원의 안내에 따라 증상이 발생했을 때 대비할 방법을 마련해 두는 것이 낫다. 그리고 나에게 그 증상이 일어났을 때는 의사 선생님과 상의하며 대처하는 것이 좋다.

항암 기간은 부작용과 동행하는 기간이다. 어느새 열심히 주사를 맞고 퇴원하고 하는 일이 일상이 되었다. 그러면서 각종 부작용과 동행하는 삶에 익숙해졌다. 나뿐만 아니라 많은 이들이 선항암을 하다 보면 보통은 손발 저림을 경험하게 된다. 단순한 손발 저림과 다른 점은 조금씩 몸을 움직이면 완화된다는 점이다. 그래서 아침에 일어날 때 몸을 꼼지락거리면서 스트레칭을 하고 일어나는 습관을 들였다. 일어나야 하는 시간보다 좀더 일찍 눈을 뜨고 꾸물거리다가 일어나는 것이다. 그런 식의 여유 부리기가 지금 같은 시간을 보낼 때는 꼭 필요하다.

이런저런 부작용들을 겪게 될 때는 그런 상황을 일상적으로 받아들

이려고 노력했다. 마음이 육체를 지배한다는 것을 생생하게 느끼는
시간들이 있었기에, 최대한 마음을 단단히 먹고, 나아지고 있음을
믿었다. 평소에 두통이 있거나 변비가 오거나 하면 대수롭지 않게
생각하고 대처했듯이, 부작용이 발생하면 약을 먹고 적절하게 운동
해야지 생각했다.

심각하게 생각할수록 무섭다

별일 아니지, 일시적이지, 끝이 있지… 생각하며 '이러다 말겠지' 하
는 마음으로 부작용이 스쳐지나가도록 내버려두었다. 그러던 중 부
작용 관련 증상을 일상적으로 말했을 때, 그리고 말초신경 장애가
발생할 수 있다고 의학적으로 들었을 때, 내 감정에 차이가 있음을
알게 되었다. 개인적인 경험이지만 일상어로 말할 땐 더 안심이 되
었고 의학적으로 들으면 더 두려웠다. 나에게 어떤 질병이 또 생긴
것만 같은 생각이 들었고, 처치 전 들었던 무시무시한 부작용들이
결국 나의 일이 되었다는 생각에 두려웠다.

그래서 최대한 의사 선생님이 해주신 말씀을 일상어로 바꿔 이해
하려 노력했다. 손발이 저리네, 몸에 힘이 없네, 입술이 텄구나 등
등… 그렇게 바꿔 말하니 그저 피곤할 때 생기는 내 몸의 변화와 크
게 다를 바 없었다.

치료의 과정도 굉장히 단순하게 받아들였다. "선항암약으로 암세포를 괴롭히고, 수술로 없앤다. 이후에 남아 있는 애들이 있으면 태워서 없앤다. 그리고 눈에 보이지 않는 애들이 숨어 있을 수도 있으니 약을 먹어서 치료한다."

뿐만 아니라 나는 '치료'하는 중이다. '회복'하는 중이다. 이런 긍정적인 단어로 내 현재 상태를 말하려고 노력했다. 암에 '걸렸다'라는 말 대신 암을 '발견했다', '정말 다행이다', '감사하다'라는 말로 마음을 다잡으며 시간을 보냈다.

얼마나 다행이야. 치료하고 있으니 감사하다.

이 마음을 잊지 않으며.

선항암 때 내가 겪은 부작용

이 시기에 내가 겪은 선항암 부작용에 대해 적어본다. 개인차가 크므로 일반적이지는 않지만, 참고가 될 수 있어 차시별로 경험한 나의 부작용을 정리해본다. 나는 아드리아마이신과 도세탁셀 조합의 선항암을 6회 받았다. 항암 스케줄은 환자마다 다르다. 내 경우엔 갑상선 수술을 함께받게 되어 수술 시기를 앞당기고자 항암치료를 6회 진행했다.

▶ 몸에 힘이 없다.

1차 항암부터, 주사 맞고 돌아와 이틀째부터 몸에 힘이 없었다. 허수아비가 된 것 같은 느낌이고 자꾸 눕고만 싶었다. 그럴 때는 일부러 힘을 내서 걸었다. 안 움직일수록 더 안 움직이고 싶어지는 느낌이 들어 이럴 때가 아니다 싶었다.

내 의지와 달리 걸음이 느려졌고, 산을 오를 때면 오르막길을 오르는 것도 너무 힘이 들었지만, 천천히, 할 수 있는 만큼 걸었다. 남편과 딸이 같이 걸어주면서 괜찮다고, 천천히 걷자고 이끌어주어서 참 고마웠다. 힘들었지만 신기하게도 걷고 나면 조금씩 힘이 붙었다. 어떤 날은 너무 힘이 없는 내 다리가 속상해서 눈물이 나기도 했지만, 그럴 때는 조금 울고 털어냈다.

▶ 입안과 입술이 마른다.

1차부터 몸에 힘이 없더니 입 안과 입술이 건조해졌다. 보습제를 잘 발라주고 물을 많이 마셨다. 이때는 하루에 거의 2리터씩 물을 마셨다. 그래서 화장실을 자주 가긴 했다. 평소에 너무 물을 많이 안 마시고 살았던 것 같아, 일부러라도 물을 많이 마시려고 노력했다. 밤중에 자다가도 화장실에 가게 되는 불편함이 생기긴 했지만, 물을 많이 마신 덕분인지 항암 기간 동안 예전부터 있었던 변비도 해소되었고, 소화도 잘됐다.

물론 음식에 변화를 주긴 했다. 배달 음식 안 먹기, 인스턴트 안 먹

부작용이 나타나는 것은 당연하다.
사소한 변화들에 두려워하지 말자.
심각하게 생각하지 말자.
그리고 반드시 조금이라도 움직이자.
잘 자자.
그렇게 마음을 먹고 또 먹었다.

기, 야채 · 과일 많이 먹기, 닭고기 · 오리 고기 · 두부 · 달걀 등으로
단백질 음식 먹기 등을 실천했다. 입 안이 마르니 구내염도 한두 번
생겼다. 덕분에 자극적인 음식을 안 먹는 것이 한결 편해서 심심하게
음식을 먹다 보니 음식 취향도 훨씬 건강해졌다.

▶ 머리카락 등 온갖 털이 빠진다.

1차 시작하고 열흘 후부터 머리카락이 조금씩 빠지기 시작했다. 항암
주사를 맞고 와서 일주일은 머리카락에 아무 소식이 없길래, 혹시나
머리카락이 안 빠지는 건 아닐까 조금 기대하기도 했다. 그러나 열흘
정도 지나자 조금씩 머리카락이 빠지기 시작했다. 수년 동안 긴 머리
카락에 세팅펌을 하고 다녔었는데, 조금만 빠져도 긴 머리카락이라
엄청 많이 빠지는 것처럼 느껴졌다. 빠질 기미가 조금씩 생긴 후에는
일주일도 안 가서 머리카락이 쑥쑥 빠지기 시작했다.

그렇게 빠지는 머리카락을 보는 것이 심리적으로 힘들었다. 그래서
쉐이빙을 하러 가발 미용실에 갔다. 요즘은 항암치료 하는 환자들을
위한 가발 전문점들이 많다. 가발 가격이 천차만별이긴 한데, 나는
50만 원대 가발을 샀다. 가발은 소모품이라 1년 정도 사용하면 교체
해야 한다고 한다. 계속 쓸 것도 아닌데, 100만 원대 가발은 좀 부담
스러웠다. 적당한 인모 통가발로 가격이 크게 비싸지 않은 매장을 찾
아 구입해서 쓰고 다녔다. 그리고 앞으로 자라날 머리카락 길이를 생
각해 커트머리 스타일로 구입했다. 짧아진 머리 스타일에 금방 적응

070 —— 이 되었다. 그래도 가발은 가발일 뿐, 원래 내 머리카락의 자연스러움을 따라갈 수는 없다. 모자도 많이 쓰고 다녔다.

▶ 피부가 가렵다.

3차 항암을 하고 나서는 손등이 가려웠고, 건조한 상태가 며칠 지속되었다. 피부의 가려움은 일시적으로 나타났다 사라졌다. 보습제를 많이 발라주며 지냈다. 피부의 가려움보다 더 불편했던 것은 온갖 털이 빠지면서 느껴지는 이물감이었다. 그래도 장점은 있었다. 털이 빠지는 동안은 좀 불편한데, 다 빠지고 나면 온몸이 매끈해진다. 이래서 제모를 하는구나 새삼 깨달았다.

▶ 손끝, 발끝이 저리다.

3차 항암 이후부터 손끝, 발끝이 저리기 시작했다. 이 부작용은 항암 기간 내내 나를 따라다녔다. 어린 시절 손바닥에 전기 오르게 한다고 꼭 붙잡고 피를 안 통하게 했던 것 같은 느낌이 손과 발에 지속적으로 느껴졌다. 당황스러워서 주물러도 봤지만 특별한 변화는 없다. 계속 손발 저림을 안고 살아야 한다. 일어날 때 손발 털어주기, 잼잼하기, 꼼지락거리기가 도움이 된다. 심하게 저릴 때는 쥐가 나는 느낌처럼 발바닥이 따갑게도 느껴졌다. 이럴 수 있구나, 두려워하지 않고 손발을 잘 다독거리면서 지냈다.

▶ 목 주위로 근육통이 있다.

3차 항암 후부터 목 주위로 근육통이 있었다. 평소에 잘 베고 자던 베개가 너무 불편했다. 이런저런 베개로 바꿔봐도 똑같이 불편했다. 어쩔 수 없는 시기인가 보다 생각했다. 쿠션, 베개 등을 쇼핑해봤지만, 어떤 물건을 사용해도 목의 통증은 사라지지 않았다. 베개를 바꾼 것보다 차라리 스트레칭을 해주는 것이 나았다. 수건을 목 뒤에 대고 목을 뒤로 밀어주는 느낌으로 스트레칭 하는 동작이 도움이 되었다.

▶ 약간의 부종과 함께 몸이 무거웠다.

5차 항암 이후로는 체중이 1-2kg 정도 증가했다. 겉보기에도 다리가 좀 두꺼워지는 느낌이 있었다. 부종은 대표적인 부작용 중 하나다. 그래도 5차 정도부터 와서 다행이다 싶었다. 체중은 내가 너무 많이 먹어서 증가한 것도 있지만, 부종으로 인한 체중 증가도 어느 정도 있었다. 사실 항암 중에는 잘 먹어야 한다고 주위에서 많이 챙겨줘서 잘 먹고 지냈다. 다행히 오심, 구토 등의 부작용이 없던 터라 음식 섭취에는 어려움이 없었다. 자극적인 음식을 안 먹으니 오히려 소화도 잘되고 해서 열심히 먹은 게 적은 양은 아니었지 싶다. 실천은 잘 안 되었지만 음식 양도 절제해야지 생각하며 지냈다.

전혀 걸어보지 않았던 길을 걸으며

항암할 때는 1, 2차 때가 가장 힘들었다. 달라지는 내 모습을 적나라
하게 마주해야 하는 시간이기 때문이다. 겉모습만 달라지는 것은 아
니다. 어디가 많이 아파서 치료를 시작한 게 아니었는데 항암제를 투
약하기 시작하면 컨디션이 급격하게 달라진다.

얼마 전까지만 해도 출근하고, 아이 챙기고, 집안일을 하며 일상의
많은 부분을 책임지고 살아왔는데 한순간에 모든 상황이 바뀌었다.
이제는 치료받는 일에 에너지를 쏟아야 한다. 그 달라짐을 받아들이
는 시간이 항암 초반이다. 그래서 힘들었다. 이 시기는 항암의 차시
가 거듭되어 약의 독성이 몸에 쌓이는 시기는 아니다.

그러나 낯선 약물에 몸이 처음으로 반응하는 시기다. 부작용이 나타
나는 것은 당연하다. 사소한 변화들에 두려워하지 말자. 심각하게
생각하지 말자. 그리고 반드시 조금이라도 움직이자. 잘 자자. 그렇
게 마음을 먹고 또 먹었다.

항암 초반에는 저녁 8시부터 잘 준비를 시작했다. 일기를 쓰며 하루
를 마무리하고, 일찌감치 잠을 청했다. 잘 자기 위해 깨어 있을 때는
몸을 움직였다. 몸에 힘이 없어 걷지 못한 날은 어김없이 컨디션이
더 나빴다. 힘내서 움직인 날은 몸에 힘이 더 잘 생겼다.

아주 천천히 걸을 수밖에 없는 날들이 많았다. 그럴 때는 천천히 걸
었다. 날마다 반복되는 일상을 보내며 점점 마음이 안정되어갔다.

일상의 루틴을 만드는 것이 마음 관리에 도움이 되었다.

하루하루 지내다 보니 드디어 마지막 항암 전날이 왔다. 여러 생각들이 밀려왔다. 이제 곧 수술이구나… 기다려지면서도 두려웠다. 그동안 항암을 하면서 70대의 몸이 되면 이런 느낌이겠구나 싶었다. 컨디션이 좀 나아지면 60대엔 이렇겠지라고 생각했다. 손발이 저리면서 감각이 둔해져서 옷의 단추를 채우기도 쉽지 않고, 가을부터 내복을 입지 않으면 온몸이 시리고, 조금만 걸어도 다리에 힘이 안 들어갔다. 노화가 이런 것이겠지… 이제는 그 느낌이 무엇인지 안다. 알게 되니 세상에 살고 있는 수많은 사람들 중 내가 공감할 수 있는 사람의 수가 대폭 늘었다.

전혀 걸어보지 않았던 길을 걸으며 이것이 삶이지 생각해본다. 내일은 언제나 알 수 없는 시간이다. 오늘만 열심히 살 수 있다는 사실 앞에서 겸손한 마음을 갖게 된다. 손발이 저리지만 그래도 괜찮다. 지나갈 거니까. 오늘도 평안한 마음으로 잘 자야지. 나에게 주어진 모든 상황들이 감사하다.

은주의 이야기

뷰티 인사이드

말하고 있는 증상들

영화 〈뷰티 인사이드〉를 처음 봤을 때는 도저히 이해가 되지 않았
다. 이 영화는 매일 다른 모습으로 변하는 우진이가 이수를 사랑하
지만 매일 달라지는 모습에 누가 누군지 알 수 없는 상황이 이어지며
힘들어 하다 결국 다시 만나는 이야기다. 매일 변하는 나의 모습을
스스로 받아들이고, 나의 사랑하는 연인과 가족들과 주변 사람들에
게 보이며 살아간다는 것은 어떤 의미일까.
사람은 누구나 변한다. 어제의 나와 오늘의 나, 그리고 내일의 나의
몸은 모두 변한다. 아주 천천히 변하기에, 아주 천천히 성장과 노화
의 과정을 보내기에 스스로 알아차리지 못할 뿐, 그리고 다른 사람들
이 변화를 감지하지 못할 뿐, 몸을 가지고 있는 사람은 누구나 공통
적으로 겪는 변화다. 다만 어떤 사람은 변하는 곡선의 기울기가 좀더
가파르게 왔다갔다 하는 기간을 가질 뿐이다.
암환자는 마치 3년, 10년의 변화를 3주 만에 겪고 회복되는 경험을
하고 있는지도 모른다. 한 방향은 아니기에 노화와는 다르며, 주기
성을 가지기에 일반적 시간의 흐름과는 다르다. 갑자기 달라진 시간
의 흐름을 대할 때는, 남들은 아주 느리게 겪는 잘 모르는 몸의 변화
를 짧은 시간 내에 겪기에 본인 스스로 감지하게 된다. 그리고 말로
표현한다. 그것이 증상이다.
증상이란 좀 더 민감해진 감각의 변화들을 표현하는 것이리라. 증상

증상을 느낀다는 것은
스스로를 보호하기 위해 좀 더 예민해지고,
민첩해진 감각들의 변화를 인지하는
과정일 것이다.
이젠 몸을 좀 아껴달라고,
잘 사용해달라고 보내오는 증상을
고급 센서처럼 여겨주자.
그것은 이제 나의 상태를 새롭게 볼 수 있는
고마운 증상들이다.

을 느낀다는 것은 스스로를 보호하기 위해 좀 더 예민해지고, 민첩해진 감각들의 변화를 인지하는 과정일 것이다. 중립적인 증상을 잘 들어주고, 적절히 대응할 방법을 찾아준다면, 이 증상들은 몸을 보호하게 해주는 센서 역할을 해준다.

이전에는 사는 게 바빠서, 일하는 게 더 중요해서, 내 앞에 주어진 것들을 해결하느라 허겁지겁 적당히 넘어갔던, 덜 중요하다고 여겼던 수많은 증상들. 피로감, 부종, 통증의 증상들에게 이제 말할 기회를 주어도 된다. 나를 지키기 위해 열심히 외치고 있었던 증상들이 큰 소리를 낼 때 귀를 기울여주어도 된다. 이젠 몸을 좀 아껴달라고, 잘 사용해달라고 보내오는 증상을 고급 센서처럼 여겨주자. 그것은 이제 나의 상태를 새롭게 볼 수 있는 고마운 증상들이다.

어제의 나와 오늘의 내가 다르고, 오전의 나와 오후의 내가 다르다는 걸 알려주는 이 시기는 힘든 시간이다. 하지만 순간순간을 점처럼 살아가는 요령을 하루하루 익히다 보면, 그 지혜를 쌓다 보면, 아마 앞으로 나이를 먹고, 노화 현상을 겪으며 어떻게 대응해야 할지 우왕좌왕할 때 친구들은 나를 찾아와 조언을 구할지도 모른다. 우리 환자들에게 지혜의 한 수를 배우고자 찾아올지 모른다.

지금은 변해가는 나의 모습을 마주해야 하는 시간이다.

하루하루 어쩌면 시간 단위로 스스로를 새로운 사람으로 바라보는 눈을 가져야 한다. 가능하면 가까운 가족과 이웃에게도 그렇게 바라봐주기를 부탁해보면 어떨까? 어쩌면 이 시대가 요구하는 사람에 대한 철학적 사유를 미리 깊이 하게 될 시간일지 모른다.

변해가는 내 모습 사랑하기

나는 몇 년 전의 나의 모습이길 기대하고 바랐던 사람들에게 다른 모습의 나로 변했음을 알려야 했다. 순종적이고 수동적이며 유아적인 나를 기대했던 사람들을 조금 실망시키더라도, 더이상 무책임하게 선택을 다른 사람에게 미루고 편한 삶을 살 수는 없었다. 매트릭스에서 진실을 깨닫는 순간, 현실에 안주할 수 없듯 나로 살아가는 선택과 책임의 삶을 외면한 채 다른 사람 뒤에서 숨어 살 수는 없었다. 그 과정에는 오해와 실망, 새로운 관계를 다시 설정해야 하는 애씀과 힘듦이 어쩔 수 없이 동반되었다.

나를 좌지우지하고 싶어 했던 관계에 과감히 "아니다"라고 말하는 과정에서 생각보다 더 강하게 반항해야 했고, 나의 고유한 특성이라 자신했던 온유함과 착함을 어디까지 지킬 수 있을지, 그리고 편하게 내비칠 수 있을지 감을 잡을 수 없었다.

주변의 좋은 사람들의 적당한 조언이나 심리적 위로가 그리 도움이 되지 않는다는 것도 알았고, 겉모습으로 보기에는 이기적으로 보이는 사람들 중에 오히려 건강하게 용기를 북돋아주는 사람들이 있다는 것도 알았다.

그 가운데 애쓰고 노력하고 싶었던 것은, 내 앞에 있는 환자를 나의
선입견 때문에 제대로 보지 못하는 실수를 하지 않으려 했던 것이다.
지난 번 만났던 그 환자로, 오늘 현재의 모습을 미리 판단하지 말자.
어떤 증상을 말할지 미리 예상해서 답을 정해 이야기하지 말자. 변화
하는 모습을 스스로 사랑스레 받아들이고, 그날그날 맞추어 계획을
세우는 환자로 자신감을 가지고 살게 하려면, 나와 지금 만나는 이
순간의 관계의 행복과 신뢰가 새로운 시작이 될 수 있지 않을까. 아
주 작게나마.

이런 게 궁금해요 QnA

항암치료 기간 동안 컨디션 관리하기

항암치료는 처음과 두번째는 괜찮았더라도 점점 횟수가 늘어날수록 손이 저리고, 힘이 떨어지고, 균형감각이 떨어지고 쇠약해지는 것을 경험하게 됩니다. 사이클에 맞춰 부작용이 더 심해지지 않도록 몸을 적절히 회복시키고 나면 항암치료가 끝날 때 훨씬 덜 쇠약한 상태로 만들 수 있지요. 항암을 하면 수술과 다른 방식으로 몸이 손상되는데 이를 고려하면서 재활할 수 있습니다.

**Q   치료를 받으면서 지내보니 컨디션이 많이 달라지는데,
암환자에게 재활이 필요한 특별한 시기가 정해져 있나요?**

특별한 시기가 정해져 있는 건 아닙니다. 그런데 치료 시기마다 컨디션에 따라서 재활 프로그램을 계획해야 합니다. 암환자의 70% 정도가 일상생활이나 이동에 문제가 있습니다. 모두에게 공통적으로 적용 가능한 운동도 있고, 특수한 운동도 있습니다.

진단과 치료를 받으며 암환자로 있는 동안, 계속 병원을 의지하는 것이 아니라 다시 일상에 복귀하고, 회복해서 기능을 잘하는 한 사람으로 존재하기 위해 치료하는 도중에 자기주도적으로 내 몸에 적절한 운동을 하고, 어떻게 생활할지 계획을 세워서 사회로 나아가게 하는 것이 재활의 중요한 목표입니다.

직업에 따라 재활도 달라집니다. 물론 다소 강도가 있는 노동을 하는 일도 앞으로 계속할 수 있습니다.

실제로 유방암 부종이 있어도 택배 일을 하는 환자가 있습니다. 대신 물건을 들 때 어떻게 움직일지, 어떤 힘을 키워야 할지 생각하고, 반복적이

거나 손에 너무 힘을 주는 동작은 피해야 합니다.

치료 시기에 따라 재활을 위한 운동도 다릅니다. 그래서 각자에게 맞는 운동 계획 세우기가 필요합니다.

항암치료 중에는 주기에 맞춰 운동 강도를 조절해야 합니다. 항암치료를 받은 직후 1-2주간은 구역감, 피로, 설사 등으로 집 밖에 나가는 것조차 힘들 수 있습니다. 그때는 집안에서 가볍게 전신을 흔들어주거나, 일어나서 체중 이동을 하는 동작만으로도 운동 양이 충분할 수 있습니다. 일어나기조차 어렵다면 누운 상태에서 엉덩이를 들거나 엎드려 다리를 뒤로 들어올리는 동작을 가볍게 하는 것도 좋습니다.

시간이 지나 다음 번 항암치료를 받기 직전에 몸 상태가 회복되는 것이 느껴지면 산책하기, 걷기 등으로 조금씩 운동 강도를 올려봅니다. 매일 만보를 걷겠다는 목표를 세우고 그걸 채우기 위해 무리해서 걷게 되면 관절 또는 근육이 손상될 수 있습니다. 그보다는 항암치료 주기에 따라 변하는 그날그날의 몸 상태에 따라 매일 운동 목표를 새롭게 설정하는 것이 좋습니다.

선항암치료 시기라면, 항암 이후 수술로 손상될 수 있는 부위를 미리 예상해 그 부분의 자세를 신경쓰고 근력을 미리 강화시키거나 유연하게 만드는 것도 좋습니다. 유방암 수술을 받은 이후에는 어깨뼈 주위 근력을 강화시키고, 어깨뼈 관절 유연성을 위한 스트레칭 운동을 하게 됩니다. 그러므로 선항암치료 시기 동안 미리 자세를 만들고, 어깨와 상체 근력 운동을 미리 해주는 것이 좋습니다.

치료가 모두 끝나고, 회복하는 시기 또는 일상생활로 복귀하는 시기에 있다면 신체 기능을 증진시키는 재활이 필요합니다. 이후 일상에 복귀해할 수 있는 것, 전이가 된 후 요양기관이나 병원에서 생활할 때 하는 재활이 또 다릅니다. 중요한 것은 어떤 단계에 있든 본인에게 맞는 재활이 가능하다는 점입니다.

암환자의 가장 큰 걱정은 재발일 것입니다. 재발되면 실패했다고 생각하고 운동을 아예 안 하는 분들이 있습니다. 그동안 건강관리가 실패한 것이라 생각할 수도 있지만, 그 순간에도 재활 계획은 세울 수 있습니다. 치료 받는 기간에 내 힘을 유지하는 것도 좋은 목표 중 하나이고, 증상 하나가 없어지게 하는 것도 좋은 치료입니다. 나아가 마지막까지 인간의 존엄성을 지키는 것도 중요한 목표고요. 모든 단계들에서 재활하는 의미가 있고, 할 수 있는 일은 어느 단계든지 있습니다.

**Q   케모포트 심은 자리가 불편하게 느껴져요.
케모포트 때문에 움직임에 제한을 두어야 할까요?**

케모포트는 쇄골 아래 피부와 근육 사이에 위치하기 때문에 불편감으로 어깨뼈를 앞으로 숙이게 만들거나 케모포트가 있는 쪽 팔을 들 때 어깨 움직임을 제한시켜 과도하게 회전근개를 사용하게 만들 수 있습니다. 또는 승모근과 목근육의 긴장을 유발시켜 근육통이 생길 수도 있습니다. 이때 오십견 치료처럼 어깨뼈의 잘못된 위치를 교정하지 않고 과도하게 팔을 스트레칭 하면 오히려 회전근개에 무리를 줄 수 있습니다.

따라서 케모포트 주변의 피부와 피하 조직과 근육을 부드럽게 만져주거나 스트레칭 해주고, 목과 어깨뼈, 상체의 자세를 바로 잡아주는 것이 필요합니다. 케모포트가 있는 부위를 과하게 누르면서 하는 마사지나 스트레칭보다는 주변 조직을 부드럽게 해주는 스트레칭이 도움이 됩니다.

Q   항암치료 중에도 운동할 수 있나요?

할 수 있습니다. 그리고 해야 합니다. 항암치료를 받게 되면, 항암 전에
비해서 자신이 낼 수 있는 근육의 힘, 지구력 등이 저하됩니다. 이에 따른
적절한 운동을 알아야 합니다.

진행성 암은 또 다릅니다. 척추 전이가 되면 움직이는 것 자체에 통증이
생깁니다. 그래서 안 움직이려고 할 수 있는데, 전이가 되어 통증이 생기
는 부분만 피하면 충분히 운동하고 걸을 수 있습니다. 움직이다가 아파
서 안 움직이게 되고 누워만 있으면 힘이 더 떨어질 수 있습니다. 전이된
위치를 알고, 그 동작만 덜하고, 적절한 강도의 운동을 하면 되는 거죠.
암종을 고려하고, 수술했는지, 항암치료했는지, 전이가 되어 있는지 생
각해보면서 자신에게 맞는 운동을 하는 것이 재활입니다.

예전에는 수술 후 어깨나 아픈 부위가 생겼을 때 재활 치료가 필요했다
면, 요즘은 암 수술을 받자마자 재활 치료를 하며 대비합니다. 치료 계획
에 따라 수술하듯이, 암 진단 후 림프절을 제거하면 부종이 생기거나, 어
깨가 안 좋아질 것을 예상할 수 있으니까요. 예를 들어 대장암의 경우 복
부 운동부터 하면서 준비할 수 있습니다. 수술 전부터 관련된 부분 운동
을 배우면 좋겠죠. 수술을 받으면 가능한 초기부터, 합병증이 생기기 전
에 미리 운동을 적절하게 제대로 해서 몸이 너무 굳지 않고 아프지 않도
록 재활할 수 있습니다. 수술 전후 모두 재활이 필요한 것이죠. 그러니 항
암 중에도 얼마든지 운동할 수 있습니다.

Q 항암 차시별로 운동을 달리할 필요가 있나요?
       또 항암치료 중에 운동하기 힘든 날도 똑같이 운동하는 것이
       좋을까요, 아니면 불편할 때는 쉬어야 할까요?

항암치료를 받다보면 사이클처럼 주기적으로 좋아졌다 나빠졌다를 반복하면서 결국 힘이 떨어지는 경우가 있습니다. 기존의 스포츠 재활이 할 수 없는 영역이 바로 항암치료를 할 때입니다. 항암을 시작할 때는 운동을 열심히 하겠다고 마음 먹어도 속이 쓰리고 메스꺼운 갑작스러운 여러 증상 때문에 놀라서 며칠 누워 있다가 며칠 지나서 정신 차리니 다음 항암제를 맞아야 하는 시간이 됩니다. 또 며칠 정신 없다가 다음 항암치료를 받고 하다 보니 처음 생각했을 때의 운동 목표와는 많이 멀어지곤 합니다. 좋아지다 나빠지다를 경험하면서 아예 운동을 안 하는 경우도 생기고, 의지가 있어서 한 시간 동안 걷다가 다음 날은 지쳐서 눕는 일도 있지요. 이처럼 항암을 할 때는 어느 정도의 목표로 얼마나 운동할지 몰라 고민되는 주기들이 있습니다.

그런데 이런 차이는 사람마다 다릅니다. 남들이 생각하는 대로 내가 항암 차시를 거듭해서 안 좋아질 거라고 미리 걱정할 필요도 없고, 한 번만 했다고 괜찮을 거라고 생각하기도 어렵습니다. 그날그날 자신의 상태를 기준으로 삼으세요. 그리고 나만 이런 증상을 겪는 것은 아닐까 불안감에 떨기보다는 편안하게 자신의 컨디션에 맞춰서 관리하면 됩니다.

이 시기 꼭 기억해야 할 유방암 재활

컨디션에 맞춰 몸을 움직이세요!

내 몸 상태에 따라 맞게

항암치료 시기에는 매일매일 일어난 그날의 몸 상태가 운동의 기준이 되어야 합니다. 그때 내 몸 상태에 맞게 운동하면 그것으로 100점인 거죠. 오늘은 다리 하나 들어올리는 것이 최선인 날이라면, 엉덩이에 힘주고 브릿지 자세 다섯 번, 다리 들어 올리기 다섯 번으로 충분합니다.

하루는 그렇게 보내고, 다음 날은 어제보다 움직일 만하다면 그때는 일어서서 벽에 기대서 스쿼트 10번, 서서 전신에 힘주는 운동을 하면 그것으로 100점입니다. 그 다음 날 조금 더 힘이 돌아오면 걷는 시간을 늘리고, 근력 운동을 추가하고 그렇게 항암 한 주기 한 주기를 보내다 보면 아무것도 안 해서 힘이 떨어진 채 있는 것보다 어느새 그 총합들이 모이면서 몸의 기능이 더 많이 회복되어 있을 겁니다.

평소와 다르다고 혼자 실망할 필요도 없고, 다음에 더 많은 계획을 과하게 세울 필요도 없습니다. 항암치료가 끝나면 그때부터 좋아질 것이니까요. 항암치료 받을 때는 내 몸 상태에 따라 운동 강도를 높여가면 됩니다.

꼭 기억하세요. 그날그날 몸 상태에 따라 운동하기!

빠르지 않아도 좋아요

관절을 많이 움직이거나 관절에 무리를 주는 동작보다 모든 관절을 부드럽게 꼼지락거리듯 살살 움직여보세요. 항암치료를 받게 되면 손상을 회복시키는 기능이 떨어져서 손상 자체를 덜 일으키는 운동이 좋아요. 젊은 20대 때 하는 강한 헬스 운동이나 근육통을 유발시키는 강도 높은 운동을 해야지만 제대로 운동한 것은 아니거든요.

운동 후 몸에 손상을 일으키지 않는 동작들로 몸을 움직여보세요. 한 동작만 반복적으로 움직이기보다는 전신 근육을 다양한 동작들로 움직이는 것이 좋답니다. 빠르지 않아도 좋아요. 천천히 몸의 중심을 오른쪽, 왼쪽, 앞뒤로 이동시키는 것만으로도 충분한 운동이 될 수 있습니다.

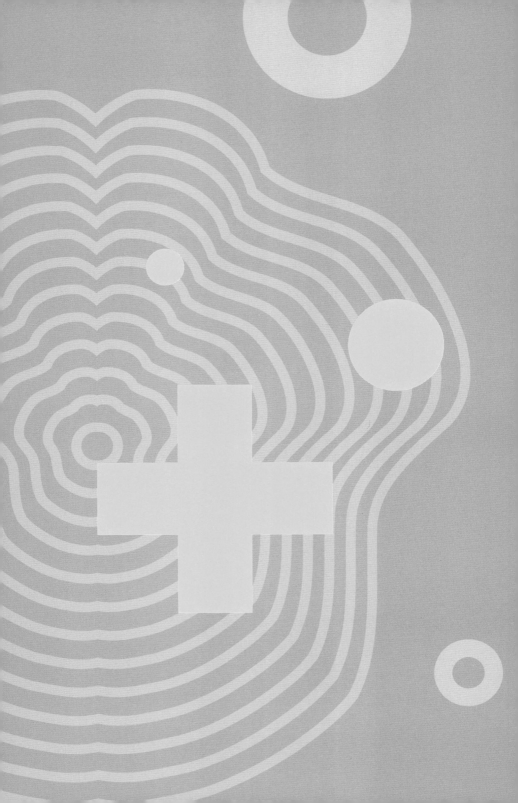

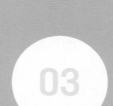

수술 편
더 관리가 필요한 시간

향연의 이야기

회복기 맞이하기

2022년 4월 7일, 아침 8시 30분 수술을 받았다.

선항암을 하면서, 병변이 있던 부위의 느낌이 확연히 달라졌다. 단단하던 멍울이 힘없이 퍼진 느낌이 많이 들었다. 선항암을 하면서 초음파로 암세포 사이즈를 측정했는데, 큰 변화는 아니지만 줄어가고 있었다. 조금씩 기대가 되기 시작했다. 수술 전에 완전 관해가 되는 경우도 있다던데, 나도 그런 케이스가 아닐까.

수술 전 검사를 했다. 두려워할 필요가 없는 검사인데도 두려움이 몰려왔다. 한번 놀란 마음은 쉽게 가라앉지 않는구나, 비슷한 상황이 닥치면 또 놀라겠지, 그래도 점차 무뎌지겠지… 검사를 받고 수술 계획을 세웠다.

의사 선생님들을 믿자

수술을 준비하면서는 하루 전에 입원을 해서 유륜에도 주사를 맞고, 발목에도 주사를 맞는다. 생소한 부위에 맞는 주사가 많이 아팠지만, 아주 짧은 시간 안에 아픔은 끝난다. 그래서 깜짝 놀랐지만 견딜 만 했다. 간단히 검사를 하고 나서, 병원에서 하루를 지냈다. 두려운 마음에 밤잠을 설쳤지만 시간은 씩씩하게 흘러갔다.

다음날 아침, 몸속 암세포가 다 사멸되었기를 바라며 수술대에 올랐다. 분명 걸어서 수술실로 갈 수 있었는데, 간호사 선생님이 굳이 휠

체어에 나를 태워 이동시켜주었다. 수술실 앞에 와 있는 가족들 얼굴을 보니 눈물이 났다. 새삼 며칠 전까지 마취에서 깨어나지 못하면 어떻게 하지 괜한 걱정에 잠을 못 이루는 날들을 보냈던 것이 생각이 났다. 마음 약해지지 말자, 의사 선생님들을 믿자… 두려운 생각을 떨쳐냈다.

잔뜩 긴장한 채 수술대에 누웠다. 졸리면 자라는 말을 듣고 뭔가 답답함을 느꼈는데, 눈을 떴을 때 이미 수술이 끝나 있었다. 엄청난 추위를 느끼며 정신을 차렸다. 코로나19 때문에 문병이 불가한 상황이라 내가 깨어났다는 것을 알리기 위해 셀카를 찍어 가족들에게 보냈다. 퉁퉁 부은 얼굴로.

수술 후 암세포는 사멸되지 않았다. 선항암의 효과가 드라마틱하게 있지는 않았다. 임파선 전이도 예상했던 것보다 더 많았다. 그럼에도 실망하지 않았다. 항암 주사가 약효를 발휘해, 이만큼 유지하고, 수술을 했다는 확신이 들었다. 보이는 암세포가 전부가 아니라 보이지 않는 부분까지 필요한 만큼 치료를 받고, 수술을 했다는 확신 말이다. 그 확신을 확인하고 싶어서 주치의 선생님에게도 질문했다. 그렇다고 동의해주시는 선생님 말씀에 더 힘이 났다. 그러고 나니 완전 관해가 되지 않은 것을 담담히 받아들일 수 있었다.

수술이 가장 쉬웠다는 말

수술받고 나서는 그저 기뻤다. 선항암을 하면서는 암세포가 있다는 것을 알면서 6개월 정도 지내는 것이 부담스러웠는데, 이제 내 몸에서 암세포를 제거했다니, 마음이 가뿐하고 기뻤다. 그러니 여유가 생겼다. 그래서 수술 후 입원해서 지낼 때 주위 사람들을 도와주며 지냈다.

다리에 염증이 생겨 치료하러 온 여학생의 공부를 도와주며, 그래 아직 내 머리가 쓸만하군 하면서 나의 쓸모를 확인하기도 하고, 양성 종양을 제거하러 온 다른 환자가 수술실에서 돌아왔을 때 심호흡을 해야 한다며 깨워주기도 하고, 이제 막 유방암 검진을 하러 온 환자에게는 겁내지 말라고, 다 치료할 수 있다고 용기를 주기도 했다.

모든 과정 중 수술이 가장 쉬웠다는 환우들의 경험담을 많이 들었다. 경험해보니 정말 그랬다. 왜냐하면 환자 입장에서는 그저 누워 있으면 지나가는 시간이니까. 그러나 아무것도 할 일이 없을 것 같은 수술대에 누운 그 순간에도 할 수 있는 일이 있다. 불안해하지 않고 수술받는 일, 의사 선생님이 수술을 잘해주실 것을 신뢰하는 일 말이다. 병을 진단받고 지내면서 새삼 마음과 몸이 연결되어 있구나 느꼈다. 그래서 수술을 받기 직전, 떨리고 긴장됐지만 수술이 잘될 것을 믿으며 의사 선생님이 잘 수술하시기를 응원하는 마음으로 기도했다.

수술 자체가 주는 부담은 생각만큼 크지 않았다. 그러나 회복기에는 해야 할 일이 많다.

배액관을 몸에 달고 지내는 며칠 동안, 갑자기 만세도 하기 어려운 팔 상태를 보며 조금은 당황하게 된다. 억지로 움직이려 하기보다 팔을 최대한 조심스레 회복하며 움직이자. 대신에 하체는 멀쩡하다는 사실을 기억하자. 그래서 병실에서 틈틈이 다리 운동을 하며, 틈나는 대로 걷고, 몸이 회복되도록 힘썼다. 심호흡도 하며, 전신마취 하면서 쪼그라들어 있던 폐를 다시 깨우기 위해서도 노력했다.

수술이 끝난 후 거울을 봤다. 머리카락이 조금씩 나오는 게 보였다. 검은 점들이 곳곳에 올라온 흔적을 보고 정말 반가웠다. 나도 이제 머리카락이 있다! 입원 병동에서 과감히 모자를 벗고 다니기도 했다. 그런데 사람 마음은 참 빠르게 변한다. 처음에는 머리카락이 난 것만으로도 감사하고 기뻤는데, 얼마 안 지나 머리카락이 잡초처럼 자라나자 머리 스타일이 마음에 들지 않아 슬슬 신경이 쓰였다. 모질이 달라질 수 있다고 했는데, 나의 경우 엄청난 곱슬 머리카락이 나오기 시작했다. 게다가 부위마다 머리카락이 자라는 속도가 달라서 뒷머리가 가장 잘 자라고 정수리, 앞머리, 옆머리는 천천히 자라났다. 길이가 제각각이니 머리 스타일은 항암이 끝난 후 6개월 정도가 지나도 마음에 드는 스타일을 잡기가 어렵다.

잠시 스타일은 내려놓자. 지금도 머리카락은 자라고 있다. 그리고 주기적으로 미용실에 가서 머리 스타일을 잡아가며 길렀다.

수술 후 10일 정도 입원했다가 퇴원했다. 유방 양쪽 전절제와 동시

복원, 갑상선 수술까지 동시에 한 상태였지만 지낼만 했다. 겉으로
보이는 상처가 아물수록 운동을 많이 했다. 병원에서 안내받은 대로
팔 스트레칭 동작은 조심스럽게 하고, 대신에 하체 중심의 걷기 운동
은 땀이 날 정도로 하면서 회복기를 보냈다.

과정에 최선을 다하고 결과는 기다릴 뿐

수술을 받고 나니, 앞으로 내 몸이 괜찮을 것인지에 대한 확인을 받고
싶어진다. 이제 수술했으니 내가 건강해진 건지, 재발 확률은 어느 정
도 되는 건지, 어떻게 하면 재발하지 않는지 확실하게 알고 싶었다.
그러다 문득 내가 가르치던 학생들이 생각났다. 공부를 해서 원하는
대학에 붙을 수 있다는 보장만 있으면 열심히 공부하겠다던 학생들,
열심히 공부했지만 시험 성적을 만족할 만큼 올리지 못했던 학생들,
말로는 공부하겠다고 해놓고 어영부영 시간을 보내던 학생들… 선생
이라고 안타까워하며 조언해주었지만 나도 다를 바가 없구나.
우리가 할 것은 과정에 최선을 다할 뿐 결과는 기다릴 수밖에 없는
것이라고, 그래도 열심히 노력한 후에 설사 원하지 않는 결과가 나오
더라도 열심히 노력해본 사람은 또 다시 해봐야겠다는 마음을 갖게
된다고, 그렇게 말했던 과거의 나를 떠올려본다. 과정에 최선을 다
하는 일, 거기까지가 나에게 주어진 몫이다.

상처가 꽃이 되는 시간

상처는 모두 다르다

수술 다음날이다. 배액관을 단 채 가슴에 붕대를 칭칭 감고 잠도 거의 못 이룬 부스스한 얼굴로 진료실에 들어오는 환자가 있는가 하면, '생각보다 괜찮은데요' 씩 웃으며 아무렇지도 않아 놀랐다고 말하는 환자도 있다. 다양할 수밖에 없다. 이름이 같은 유방암 수술이지만, 얼마나 그리고 어떻게 수술했는지에 따라 몸에 난 상처가 다르기 때문이다. 심지어는 피부로 보이는 수술 자국보다 더 넓게 유방 조직을 떼어냈을 수도 있고, 감시림프절 또는 겨드랑이 림프절을 좀 더 깊이 제거한 흔적이 보이지 않을 수도 있다. 보이지 않는 상처도, 보이는 상처도 환자는 그리 들여다보고 싶지 않아 외면하게 된다.

사진보다는 수술 부위를 표시한 그림을 보면서 이야기하면 분위기는 한결 가벼워진다. 만화처럼 색깔별로 표시된 부분을 보여드리며 빨간색은 암이 의심된 부분, 파란색은 피부 절개가 들어간 부분, 초록색은 그 안 조직이 제거된 부분이라고 설명하며 함께 들여다본다.

암이 생긴 위치에 따라, 그리고 어디까지 퍼졌는지에 따라 수술 부위도 천차만별이다. 하루 이틀 지나면서 상처가 아물어가는 속도도 모두 다르다. 수술 후 며칠째 하는 운동 동영상이 반드시 정답이 될 수 없는 것은 수술 후 조직들이 회복되는 시간이 환자마다 조금씩 다르기 때문이다. 게다가 일상생활에서 "이건 해도 돼요", "이건 하지 마세요"라는 지침도 절대적이지는 않다. 머리를 감는다, 이빨을 닦는

상처가 있으니까,
그리고 수술을 했으니까
오히려 어깨를 어떻게 활용해야 할지,
팔 각도를 어떻게 만들어야 할지,
집안일이나 운동은 어떻게 해야 할지
바로잡을 수 있는 법을 배울 수 있을지
모른다. 상처가 꽃이 되었다는 걸
우연히 발견하게 될지 모른다.

다, 옷을 갈아입는다, 자리에서 일어난다 같은 한 가지 행위 설명 안
에 움직임이 각양각색인 것처럼 말이다.

수술받은 며칠 후 배액관 양이 줄지 않고 오히려 늘어나는 경우, 무심결에 하는 자리에서 손 짚고 일어나는 요령을 바꾸지 않으면 관을 빼는 시간이 좀 더 오래 걸릴지도 모른다. 퇴원하면 모든 동작을 다 해도 된다고 생각하고 살다가 일주일 뒤 초음파를 보며 주사 바늘로 장액종에서 물을 빼야 하는 상황이 생길지도 모른다.

움직일 때 아프고 불편한 증상이 생기면 무리하지 말자. 움직이되, 수술한 부위부터 멀리 떨어진 곳부터 움직이자.

유방 수술을 받았다면 몸통과 다리는 괜찮은 거다. 수술 후 하루가 지나서 상체를 움직이지 않고 몸통과 다리에 힘을 주고 걷는 것은 당장 해도 되는 동작이다. 움직이지 말라는 주의는 그저 누워 있기만 하라는 지침이 아니다. 수술한 부위, 즉 전신 중 아주 일부인 그 부분만 우선 상처가 나을 때까지만 조심하면 된다.

운동하다가, 움직이다가, 수술 부위가 불편하면 무리하지 말자. 상처가 아무는 시간은 생각보다 좀 오래 걸릴 수도 있으니까. 하지만 그 외 부분, 즉 흉추를 축으로 상체 돌리기, 복부와 엉덩이에 힘주기 같은 동작은 제대로 열심히 해주자.

우연한 발견

몸통에 힘을 주고 구부정한 어깨를 펴고 마치 나무 기둥을 반듯하게 세우듯 몸을 세우기부터 시작하자. 나무에서 새 잎이 돋고, 가지를 펼치고, 점차 무성해지듯 상처가 아무는 만큼씩 팔꿈치의 움직임을 점점 더 크게, 손까지 이어지며 전신에 원을 그리듯 그렇게 조금씩 펼쳐나가자. 새로운 가지가 제대로 나오려면 나무 뿌리가 튼튼해야 하듯 서서 중심잡기, 균형잡기, 어깨 펴기부터 야무지게 시작해보자.

어깨를 그동안 움직여본 적이 없던가? 모든 일을 팔이나 손으로만 힘을 주며 하지는 않았던가? 제대로 몸을 사용하는 방법은 몸통 가까이는 힘을, 몸통 멀리는 미세한 움직임을 만들어가는 순서를 다시 만드는 것이다. 팔꿈치 주변, 손목, 손가락으로만 힘을 주면 아플 수밖에 없다. 어깨가 굽은 상태로 팔 스트레칭을 과하게 하면 회전근개가 충돌될 수도 있다. 바른 자세로 순서대로 움직이는 걸 새로 배워보자.

상처가 있으니까, 그리고 수술을 했으니까 오히려 어깨를 어떻게 활용해야 할지, 팔 각도를 어떻게 만들어야 할지, 집안일이나 운동은 어떻게 해야 할지 바로잡을 수 있는 법을 배울 수 있을지 모른다. 상처가 꽃이 되었다는 걸 우연히 발견하게 될지 모른다.

상처의 교훈

_ 이해인

마주하긴 겁이 나서
늦게야 대면하는
내 몸의 상처

상처는 소리없이 아물어
마침내
고운 꽃으로 앉아 있네

아프고 괴로울 때
피 흘리며 신음했던
나의 상처는
내 마음을 넓히고
지혜를 가르쳤네

형체를 알 수 없는
마음의 상처를 다스리지 못해
힘들었던 날들도
이제는 내가
고운 꽃으로 피워낼 수 있으리

이런 게 궁금해요 QnA
수술로 생긴 손상 관리하기

**Q 수술 후 운동은
언제부터 시작하면 되나요?**

운동은 생각보다 아주 다양합니다. 숨쉬는 운동부터 격렬한 스포츠까지 다양한 몸의 움직임을 우리는 모두 '운동'이라고 부르지요. 그래서 모든 순간 몸을 움직일 수 있고, 운동할 수 있습니다. 단지 어떤 움직임을 어느 정도 강도로 하면 좋을지 맞추어 하면 됩니다.

그래서 저는 "수술 후 날짜에 맞추어 이 운동을 해야 해요"라고 프로토콜을 짜는 것에 주저하게 됩니다. 사람마다 수술 범위가 다르고, 수술 회복 속도가 다르고, 기존에 가지고 있는 체력이 다르고, 선호하는 운동 종류가 다르기 때문입니다.

"유방암 수술을 받았다."

환자는 이 동일한 과거형 문장으로 수술 다음 날 외래에서 이야기하지만, 같은 날 수술한 분들도 모두 다른 수술을 받은 상태입니다.

크게는 유방 모두를 제거한 전절제술, 일부만 제거한 부분절제술, 최근에는 유방 복원을 함께 한 경우도 많기에 복원물을 삽입했는지, 자가조직 이식을 했는지, 또 림프절을 얼마나 절제했는지에 따라 상처가 모두 다른 부위에 생깁니다. 사람 몸이 다 다르게 생겼듯, 같은 부분절제술이라도 암이 어디에 발생해 어느 부분을 절제했는지에 따라 몸에 미치는 영향은 모두 다릅니다.

그래도 수술을 기준으로 한 방향으로 순서를 매긴다면, 수술한 부위의 상처가 아무는 시간 순으로 운동의 종류와 강도를 정하는 것이 좋겠습니다.

Q   수술 후 회복을 위해 어떻게 운동하면 될까요?

암은 너무나 다양합니다. 여러 장기들에는 자기만의 고유 기능이 있으므로, 손상된 기능을 찾아 일차적으로 회복하는 것이 필요합니다. 같은 암환자라 하더라도 유방암은 대흉근, 즉 어깨를 위한 운동이 중요하고, 부종이 있을 때는 열심히 걸으면 안 됩니다. 그러므로 30분, 한 시간 고강도 운동으로 통일하기보다 각자에게 좋은 운동이 다르다는 것을 기억해야 합니다.

전신적으로도 다릅니다. 최근 나온 연구에 따르면, 유방암에 걸리면 치료 내용과 운동 유무와 상관없이, 유방암 자체가 유전자에 영향을 미치고 근육의 미토콘드리아까지 영향을 미쳐, ATP(아데노신 3인산(adenosine triphosphate)의 약자, 모든 생명체 내에 존재하는 유기화합물)에 영향을 주고, 그래서 피곤해진다는 연구가 있습니다. 암이 근육의 대사에도 영향을 미치므로 피로할 수밖에 없는 근육을 갖게 된다는 것입니다.

암에 걸리면 근육과 지방을 모두 소모시키기도 합니다. 체중이 줄지는 않았는데, 몸안을 들여다보면, 지방은 많고 근육은 빠지는 체질이 되기 때문에 힘이 떨어지는 증상이 생깁니다. 예전과 달리 피곤하고, 운동을 못하게 되는 이유가 이 때문입니다. 그래서 안전하고, 적정하게 운동하기 위해서는 신체 변화를 잘 알아야 합니다.

회복을 위한 운동도 수술에 따라 차이가 큽니다. 같은 유방암 수술이라도 환자마다 수술 받은 부위가 다 다릅니다. 그 부위에 따라 운동 방법이 달라지는 거죠. 겨드랑이 가까이에 암이 있어서 부분절제하고 통로를 뚫어 감시림프절까지 수술한 환자들은 더 아픈 편입니다. 부분부분 수술한 경우에는 별로 힘들지 않습니다. 수술 부위가 팔 움직임에 영향을 주는 부위라면 수술로 인해 불편해질 수 있습니다.

104

전절제술 후 운동 강도는 림프절을 어떻게 절제했는지가 중요합니다. 감시림프절 제거라면 부종을 걱정하지 않아도 됩니다. 하지만 림프절 절제를 했다면 운동 강도를 고려해야 합니다. 운동하고 나서 묵직하고 불편했다면 림프부종 검사로 부종 여부를 판단하면 좋습니다. 운동이 끝나고 불편하지 않았다면 그 강도로 해도 됩니다.

수술을 하고 배액관을 한 상황에서는 수술 부위에 자극을 주는 운동은 하지 않는 것이 좋습니다. 특히 전절제 시 대흉근 근막이 회복될 때까지는 주의해야 합니다. 대흉근을 많이 쓰면 쓸리니까 배액관을 빼는 시기도 늦어지게 됩니다. 대흉근을 움직이는 스트레칭은 그 상처가 다 아물고 나서 해야 합니다. 운동을 안 하면 굳는 게 아닐까 걱정하면서 대흉근을 움직이는 운동을 하면 안 됩니다. 대신 대흉근을 안 건드리는 운동은 해야 합니다. 다리 운동은 모두 해도 되고, 등근육 운동을 추천합니다.

Q   수술 후 여러 통증을 경험하게 되는데,
그때마다 어떻게 대처하는 것이 현명한가요?

증상은 원인별로 다릅니다. 암환자에게는 통증, 부종, 피로라는 증상이 있는데, 이렇게 아픈 데에도 원인이 다양합니다. 그래서 아프면 진통제를 먹기보다 아픈 부위가 어디인지, 어떤 동작을 할 때 아픈지 따져보세요. 가만히 있어도 아프면 신경통이 원인일 수 있으므로 신경통약을 처방하고, 과민해지지 않도록 치료합니다.

일례로 폐암의 경우, 흉강경 띠를 따라 꽤 오래 신경통이 있을 수 있습니다. 이것을 덜 예민하게 만들어주기 위해 마사지하는 방법, 신경통 약을 먹는 방법도 있습니다. 같은 부위지만 움직일 때 아프다면, 근육이나 뼈의 문제가 원인일 수 있습니다. 그러니 무엇을 할 때 아픈지 봐야 합니다.

유방암의 경우, 어깨가 모든 방향으로 아프다면 오십견 치료, 회전할 때, 스트레칭 할 때, 어깨가 숙여진 상태에서 너무 열심히 운동할 때 통증이 있다면, 회전근개에 대한 치료, 그리고 어깨를 정확하게 움직이는 치료가 필요합니다. 액와막 증후군(겨드랑이막 증후군)의 경우는 그것을 풀어줘야 치료가 됩니다. 이처럼 같은 부위라도 치료 접근이 다 다릅니다. 유방암뿐만 아니라 모든 암들이 그렇습니다.

근육통의 경우, 근육이 무리하지 않도록 움직여야 합니다. 증상의 원인이 되는 근골격계 질환을 알아야 치료할 수 있습니다. 수술받으면 그 부위들이 전부 아프지만 묵직한 느낌이 든다면, 림프 정체가 문제이기 때문에 그 증상을 놓치면 안 됩니다. 빨리 림프 정체를 풀어주는 마사지를 하거나 정체가 지속되지 않도록 하는 동작을 배워야 합니다. 같은 부위에 있는 증상이 신경통인지 림프 정체 증상인지 구별해보면, 그대로 둬도 되는 경우인지 빨리 치료해야 하는 경우인지 알 수 있습니다. 부인암도 같습니다. 수술받고 나면 넓적다리 부분이 아픈데, 같은 부위를 움직이거나 무리하거나 했더니 사타구니 쪽이 묵직하거나 불편해지는 게 생기면 림프가 정체되어 증상들이 생기는 경우가 있습니다. 이때 놓치지 않고 적절하게 마사지를 해주거나 무리하지 않는 동작들을 해주면 림프부종을 해결할 수 있습니다. 신경통인지, 정체 증상인지 알면 제대로 치료가 될 수 있습니다.

그렇다고 이런 증상들이 있을 때 병원에 꼭 가야 하나 하면, 그렇지는 않습니다. 스스로 관리할 수 있는 것이 중요하고, 손상이 좀 많다면 전문가의 도움을 받아 하는 운동을 통해 구체적으로 알아가는 것이 필요합니다. 힘이 많이 떨어질 때는 집중 재활하는 것도 의미가 있습니다.

이 시기 꼭 기억해야 할 유방암 재활

강추하고 싶은 운동들

유방암 수술 또는 방사선치료를 받은 환자들에게 좋은 운동을 추천합니다. 잘 따라해보세요.

어깨 자세를 바르게

어깨 주변 근육을 강화하세요. 어깨를 뒤에서 잡아주는 근육의 역할이 중요하기 때문입니다. 유방암 수술 후에는 어깨가 앞으로 굽어진 채 움직이게 되기 쉽습니다. 이 상태로 팔을 움직이게 되면 회전근에 충돌이 일어나거나 근육통이 생기기 쉽습니다. 그러니 어깨를 안정화시켜줄 수 있는 등 근육을 틈틈이 만들어 자세를 바르게 해야 합니다. 일상에서 등에 힘을 주고 어깨는 내리는 동작을 습관화 하면 도움이 됩니다.

가장 중요한 것은 어깨 자세를 바르게 하는 것입니다. 어깨를 뒤쪽으로 올린 후 내린 자세, 이것이 시작입니다. 스스로 어깨뼈를 움직여 기본적으로 어깨뼈 주변 근육의 유연성을 만들어주는 것이 가장 중요한 운동입니다. 어깨에 유연성이 생긴 다음부터 운동을 시작해야 합니다. 초기에 과한 운동은 2차적 손상을 유발하기 때문에 주의해야 합니다.

유방암 수술을 받은 후에 팔을 사용하면 안 된다고 오해하기 쉽습니다. 그러나 잘못된 자세로 근육에 무리가 가는 동작을 하는 것이 문제입니다. 올바른 자세로 하는 가벼운 움직임은 하면 할수록 좋습니다.

흔히 운동할 때 팔을 뻗고 해야 한다고 생각하기 쉬운데요. 그러나 수술 후 팔을 뻗으면 가슴 근육을 많이 쓰게 되고, 관절을 많이 사용하게 되기 때문에 그것은 좋지 않은 동작입니다. 팔을 돌리거나 팔을 뒤쪽으로 많이 이동시키는 동작은 대흉근에 자극을 많이 줍니다. 그러니 팔을 접어서 양

옆구리에 붙이듯이 놓고 어깨만 움직이며 운동하는 것이 좋습니다.

무리하지 않는 운동이 중요

운동할 때 손에 너무 힘을 주면서 운동하지 않도록 주의하세요. 어깨 부분에 힘을 주면서 운동하고, 무리하지 않는 것도 필요합니다. 림프절을 절제한 환자라면 림프 순환에 무리를 주지 않는 운동의 강도가 무엇인지 고려해야 합니다. 내가 할 수 있는 강도보다 높은 강도로 운동했을 때는 동맥에 혈액을 공급하기 위해 심장이 빨리 뜁니다. 그러면 림프에 무리가 가죠. 그러므로 림프부종 위험도가 높거나 림프부종 증상이 있다면 심박수를 너무 높이는 운동은 하지 않아야 합니다.

꾸준히 운동을 하다 보면 점차 무리가 되지 않는 운동의 강도가 점진적으로 올라갈 수 있어요. 점진적으로 운동해가다 보면 수술 전에 했던 운동 강도에 도달하는 날도 올 거예요.

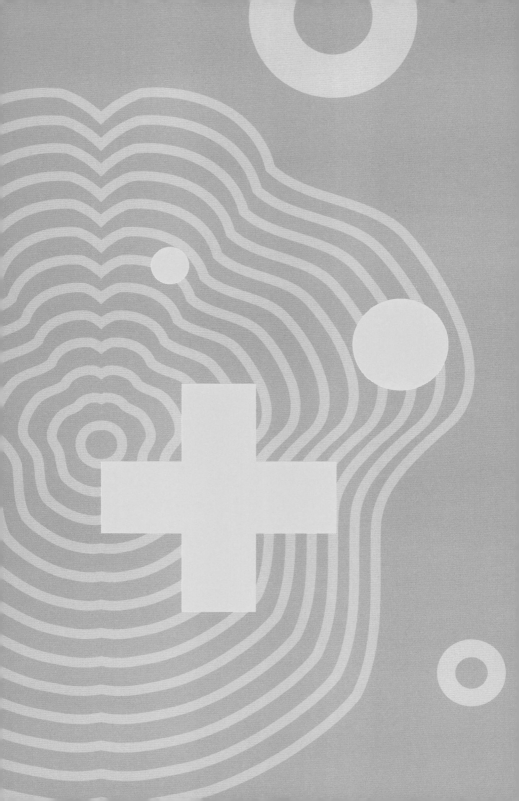

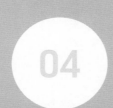

04

수술 후 치료 편
두려움을 넘어, 더 꿋꿋하게

향연의 이야기

부작용과
서서히 작별하기

2022년 5월 4일 후항암약인 젤로다 복용을 시작했다. 이어서 5월
18일 방사선치료를 시작했다.

수술 후 한 달의 회복기를 지내고, 어느 정도 상처가 아물었을 즈음 방사선치료가 시작되었다. 내가 느낄 때는 여전히 수술 부위 상처가 다 낫지 않은 것 같아 불안했는데, 방사선치료를 받을 수 있는 상황이라고 했다. 선항암 주사를 맞았을 때처럼, 난생 처음 받게 되는 방사선치료가 많이 두려웠다.

첫 방사선치료의 소감

항암 주사를 맞을 때는 주변에서 "항암이 정말 힘들다던데" 하며 걱정을 많이 해주었다. 그런 말들 때문에 더 많은 걱정을 하면서 치료를 시작했는데, 생각해보면 그건 항암치료를 안 해본 사람들이 전해 들은 이야기로 나에게 해주었던 위로들이었다. 경험자로서 말한다면 항암치료는 받을 만한 치료였다. 득과 실을 따졌을 때 득이 더 많은, 지금 나에게 필요한 치료이기도 했다. 항암치료 과정에서 정상세포도 영향을 받아 이런저런 부작용을 경험할 수밖에 없지만, 너무 괴롭지 않게 항암치료를 받을 수 있도록 부작용에 대처하는 다양한 약들이 이미 준비되어 있다. 또 내 상태를 모니터링하며 약의 용량을 조절한다.

그런데 이런 경험을 했음에도 방사선치료를 받는다고 생각하니 또다시 두려웠다. 이름에 '방사선'이 들어가니, 위험한 물질을 이용해 내 몸을 치료하는 건가 하는 무지함에서 비롯된 공포심이 올라왔다. 잔뜩 긴장한 채 방사선종양학과 진료를 받았다. 그후 방사선치료는 암세포를 사멸시킬 수도 있고, 예방적 차원의 치료이기도 한, 안전한 치료라는 것을 알게 되었다.

나는 수술 시 양쪽 유방을 전절제하고 동시 복원한 케이스라 집중 치료가 없어서 25회차의 방사선치료를 받게 되었다. 본격적인 치료 전에 먼저 치료 부위 설계를 위해 CT 촬영을 한다. 조영제를 주사해 치료 부위를 촬영하는 일이다. 일주일 후 치료가 시작되고 나면 주치의 선생님과 면담을 일주일마다 한 번 하게 되고, 2주에 한 번씩 백혈구 수치를 보기 위해 혈액검사를 한다. 처음에는 이런 흐름이 있는 줄도 몰랐다. 그래서 다음에 주치의 선생님 면담이 있다고 했을 때 나에게 또 무슨 일이 있어서 하는 면담인가 싶어 불안해했다. 지나 보니 방사선치료로 인해 피부 상태가 변화할 수 있어서 주로 피부 중심으로 내 상태를 살펴주는 면담이었다. 특별히 문제가 있어서 면담을 하는 건 아니었다.

기계마다 다를 수 있고 사람마다 달라지겠지만, 방사선치료는 옷을 갈아 입고, 기계에 누워 자세를 잡는 시간까지 포함해 10분 내외로 걸렸다. 밖에서 기다리는 남편에게 치료중 램프가 들어온 후에 꺼지기까지 시간을 재봐달라고 했더니 3분 정도 걸렸다. 평소에 3분은 정말 짧은 시간이었는데, 방사선치료 기기에 누웠을 때 3분은 짧으면서도 긴 시간이었다.

치료받을 때는 누워 있기만 하면 끝이고, 특별한 느낌이나 자극이 있는 것도 아니었지만, 누워서 가만히 있는 일은 쉽지 않았다. 우선 기기가 돌아가는 소리만 나도 심박수가 올라가고, 코로나19 때문에 마스크를 쓴 채 치료를 받느라 숨을 편안히 쉬기가 어려웠다. 괜히 내가 숨을 가쁘게 쉬어서 내 폐까지 문제가 생기면 어떡하지 하면서 두려움을 키워갔다. 안전한 치료임을 알면서도 조금이라도 조사 부위가 어긋나면 안 된다고 생각해 움직이지 않으려 애쓸수록 숨이 더 크게 쉬어지고 힘들었다. 그래서 바로 치료를 시작하지 못하고, 다시 자세를 잡고, 편안하게 있으라는 안내를 받은 후에야 치료를 시작할 수 있었다.

그때 갖게 된 요령은 숨을 쉴 때 '하나, 둘, 셋'을 머릿속으로 천천히 세면서 호흡의 박자를 늦춘 것이다. 넷까지 세면 좀더 느린 박자로 숨쉴 수 있었을 텐데, 넷까지 세기는 어려워서 셋까지만 세면서 호흡을 했다. 그래서 한결 나은 상태로 누워 있을 수 있었다.

방사선치료의 후유증

방사선치료 회차가 진행되면 피부가 자극을 받아 화상을 입은 것처

114 —— 럼 벗겨진다. 그리고 수술 부위가 조금 더 뻣뻣해진다. 시작부터 임파선 절제가 많아 팔을 들어 만세 자세를 취하기도 어색한 상태여서 방사선치료를 받으며 재활의학과 진료를 연계해 도수치료도 병행했다. 방사선치료를 받으면서 날마다 수술 부위가 굳어지지 않도록 스트레칭을 꾸준히 하는 게 쉽지 않아서 도수치료로 관리를 했던 것이다. 덕분에 팔을 움직이는 데 불편함이 많이 줄었고, 수술 2개월 정도 만에 거의 예전처럼 움직일 수 있는 상태로 회복할 수 있었다.

방사선치료를 쇄골 아래 림프절까지 받아 식도가 점점 좁아지기도 했다. 음식 삼킬 때, 침을 삼킬 때 좀 아팠는데, 담백한 음식이 도움이 된다고 해서 고춧가루 들어간 음식은 아예 안 먹고, 불편할 때는 시원한 물을 마셨다.

방사선치료 받을 때는 잉크로 가슴에 선을 여러 번 그리게 된다. 지워지지 않게 물로만 씻으라고 안내를 받는데, 가슴 부위긴 하지만 여름에 열흘을 물로만 씻으니 위생적으로 좋지 않았다. 그러던 중 11번째 방사선치료 때 다른 환우를 통해 선 사이사이 비누칠을 하면서 씻는 요령을 알게 되었다. 그후로는 선을 피해 사이사이 비누칠을 하며 씻었다. 선이 지워질까봐 걱정도 되었지만, 날마다 방사선치료를 하러 병원에 방문했을 때 선이 지워질 듯 하면 또 그려주시고 해서 하나도 안 지워지게 하려고 노력할 필요는 없다.

방사선치료를 받을 때 가장 어려웠던 점은 피부가 화상 입은 것처럼 변한 것이다. 병원에서 처방해주는 MD 크림을 아침 저녁으로 열심히 발랐지만 결국 10회차가 지나가면서 피부가 벗겨지기 시작했다.
여름에 방사선치료를 받으면서, 치료 설계를 위해 그어놓은 선을 피
해 잘 씻지 못하다 보니 피부염도 생겼다. 스테로이드 연고를 처방
받아 바르며 견뎠는데, 피부 질환은 방사선치료가 끝나고도 지속되
었다.

돌아보면 거의 2개월 동안 피부가 불편한 상태로 지냈다. 당시에는
날마다 피부가 불편해서 참 긴 시간이라고 느껴졌는데, 돌아보니 두
달 정도만 잘 버티면 되는 시간이었다. 너무 불편한 날은 피부과 진
료를 받았는데, 그때 모든 피부 질환을 다스리는 기본이 보습이라는
것을 알게 되었다. 특별히 어떤 약을 바르지 않아도, 보습만 잘 해줘
도 서서히 피부가 회복되는 것을 경험하고 나니, 온갖 보습제를 온몸
에 열심히 바르는 습관을 갖게 되었다. 피부에 어떤 이상이 생기기
전부터 온몸에 보습제를 열심히 발랐더니 어느 정도 피부 질환이 예
방되는 것 같기도 했다.

방사선치료를 받는 동안 여러 암환우들을 대기석에서 마주하게 된
다. 그러다 보면 항암으로 머리스타일이 나와 비슷한 사람들 역시 만
나게 된다. 그러면 심정적으로 거리감이 없어져 이런저런 대화를 나
누곤 했다. 가발 가게 정보도 공유하고, 방사선치료를 받으러 가기
전에 땀나지 않게 손 선풍기를 이용하면 좋다는 정보도 들으면서 말
이다.

장담할 수 없는 미래에 연연하기보다,
날마다 새롭게 시작되는 오늘을
씩씩하게 살아야지.
삶은 원래 그런 것이다.
암을 치료해온 내 삶을 돌아보면
달라진 것은 있지만, 잃은 것은 없다.
오히려 얻은 것이 많다. 감사하다.
이제 새 몸과 새 마음으로,
부작용들과 서서히 작별하며
감사한 오늘을 누려야지.

방사선치료는 날마다 받으러 가게 된다. 처음에는 도대체 방사선을 매일 쬐면, 내 몸이 어떻게 되는 거야 하는 불안감도 있었지만, 검증된 치료법이니 믿음을 가지고, 열심히 치료를 받으러 다녔다. 방사선치료를 받고 나면 차가운 음료가 생각나서, 날마다 커피 쿠폰을 찍으며 아이스 음료를 마셨다. 주로 디카페인 커피나, 유자민트티를 사먹으며 예전 같으면 모으기 어려웠던 스타벅스 프리퀀시를 출석 도장처럼 찍으며 모으는 소소한 즐거움을 누렸다. 무료 커피 쿠폰이 생기고, 계절 사은품도 받으며 재밌게 다녔다.

방사선치료가 끝난 날, 하늘에서는 비가 쏟아졌다. 그래도 마음은 맑아서 우산을 쓰고 걷는데 슬금슬금 웃음이 났다. 바닥에 세차게 쏟아지는 빗줄기가 시원하게만 느껴졌다. 방사선치료실 앞에서 주먹을 불끈 쥐고 셀카를 찍었다. 기념 사진을 남기며, 나에게 이런 시간이 있었음을 기억하기로 마음먹었다.

힘든 시간은 잊되, 기억하자.

감사하자.

앞으로 생활 습관 관리 잘하면서, 건강한 내 몸을 잘 지켜야지.

난 더 이상 투병하고 있지 않다

방사선치료가 끝날 무렵 운동도 시작했다. 필라테스 개인 강습을 수강하며, 수술 후 손상된 내 몸에 맞는 운동을 꾸준히 해나갔다. 처음에는 몸을 일으키기도 버거웠는데, 하체 중심으로 서서히 근육을 키워나가니 몸 전체에 힘이 들어가는 것이 느껴졌다. 필라테스 선생님은 나의 신체 상황에 따라 매번 운동 프로그램을 짜오셨고, 그 운동들 덕분에 가뿐히 걷는 힘이 생겼다. 또 운동을 통해 내 몸의 어느 부분이 어떻게 움직이는지 더 잘 이해하고 몸을 잘 사용할 수 있었다. 근육의 위치, 뼈의 움직임 등을 생각하면서 몸에 대해 느끼게 되니 예전보다 바른 자세로 앉고 일어서게 되었고, 동작을 할 때도 생각하면서 움직이는 것이 가능했다. 이것이 재활이구나 하는 느낌이 왔다.

방사선치료기를 끝으로 일기장을 바꿨다. 2021년 11월 진단 받고, 7개월 동안 써온 투병 일기였는데, 오늘부로 난 더 이상 투병하고 있지 않다는 판단이 들었다. 여전히 후항암약이 8차까지 줄을 서 있지만 이건 내가 아파서 먹는 약이 아닌 예방 차원에서 먹는, 그러니 미래를 위해 먹는 보약이라 생각했다.

투병하던 시간을 딛고 새로운 시간을 맞이해야지!

그동안 유방암을 발견하고 선항암, 수술, 방사선, 후항암치료를 받았다. 그러니 나는 유방암의 치료 과정을 거의 모두 경험한 셈이다. 처음에는 세상의 모든 할머니들에게 샘이 났다. 나도 할머니가 될 수

있을까… 나약한 생각을 하며 지냈다. 그러나 이제는 울기만 하던 시
간을 지나, 울면서도 하루를 지낼 수 있게 되었고, 어느새 가끔 우는
하루하루를 살고 있다.

수술 후, 암세포가 사멸하지 않아서 방사선치료와 함께 젤로다를 복
용하기 시작했다. 처음에는 완전관해되고 나서 치료가 종결된다면,
그래도 조금은 불안하지 않을까? 암세포가 사멸되었어도 개인적으
로 젤로다를 처방받고 싶다고 말해보면 어떨까 생각했지만, 모든 것
이 김칫국이었다. 나는 젤로다를 꼭 먹어야 되는 상황이었다. 게다
가 혈액종양내과 주치의 선생님은 방사선치료가 끝난 후까지 기다렸
다 복용하는 것보다 바로 이어서 먹는 것이 필요하다고 하셨다. 그래
서 수술 후 한 달간의 회복기를 가진 후 젤로다를 복용하면서 방사선
치료를 받았다. 대신에 젤로다 복용량을 70% 정도로 정해주셨다.

다시 암예방

젤로다는 2주간 아침 저녁으로 복용하고, 1주일간 휴약기를 갖는다.
이렇게 총 8차, 6개월 동안 약을 복용하는 것으로 스케줄이 정해졌다.
젤로다를 복용하고 처음부터 몸에 큰 변화가 있지는 않았다. 피부색
이 점차 까매지고 있을 뿐. 주로 관절 부분, 다크서클 등 어두운 색깔
부분이 더욱 두드러지게 진해졌다. 그래도 괜찮다. 피부의 문제 정

도는 선항암할 때 비하면 초급 정도의 난이도의 일이니까.

젤로다 부작용은 7차부터 심해지기 시작했다. 발바닥 피부가 벗겨져 발을 디딜 때조차 아파서 걷기가 많이 불편했다. 새끼 발톱에서 피가 나기 시작했는데, 감염되지 않도록 소독하고 밴드를 붙이고 생활했다. 젤로다는 수족증후군으로 유명한 약이어서 처음부터 손발 보습에 엄청 신경을 썼다. 방사선치료를 할 때 사용하고 남았던 MD 크림을 계속 사용했다. 7차 때를 기점으로 손발 상태가 안 좋아졌을 때는 극건성에 바르는 풋크림을 발라주니 한결 나았다.

발 상태가 안 좋아졌을 때는 많이 걸으면 물집이 생기고, 엄지발가락 검지발가락 사이, 발의 아치를 제외한 부분이 걸을 때마다 받는 압력 때문에 아팠다. 이때 재활의학과 진료를 받으며 터벅터벅 걷기가 도움이 된다는 것을 알게 되었다. 처음에는 터벅터벅 걷기가 뭐지 싶었는데 자연스럽게 다음날부터 발 딛기가 힘들어 알아서 내 몸이 터벅터벅 걷고 있었다. 이런 것이 생존 본능이구나 싶다. 대신에 전날 진료에서 들었던 터벅터벅을 생각하다 발 전체로 땅을 디디며 걷는 것이 무엇인지 머리로 생각하며 걸을 수 있었다.

젤로다를 복용할 때는 일상생활에서 자주 사용하는 손바닥, 발바닥이 아프니, 아픔에 적응해가는 과정이 필요하긴 하다. 그래도 한편으로 부작용이 나타날 때 생각한다. 아, 약이 듣고 있구나. 그래서 감사하다.

어느새 7차도 끝나고. 마지막 8차 젤로다를 먹는 날이 왔다. 시간이 정말 빠르구나, 다 지나가고 있다.

젤로다 7차를 하면서 생리가 돌아왔다. 생리를 안 해도 괜찮아, 폐경이 문제냐 생각했었는데 생리를 시작하니 그래도 반갑고 다행이다 싶었다. 그런 중에 또 생리와 유방암 재발의 관계를 떠올리며, 마음 한쪽에 불안의 씨앗을 심는 나를 돌아보며, 다른 무엇보다 마음을 지키는 것이 정말 어렵고 중요하다는 것을 상기했다.

8차 젤로다를 하면서 약 복용 일주일째가 되니 손발이 화끈거리기 시작했다. 손톱 밑이 두꺼워지고, 손톱 발톱도 두꺼워진다. 최대한 바짝 깎지 않고, 피부가 일어나도 잡아 뜯지 않으며 현 상태를 유지하려 애썼다. 7차 때 발바닥 피부가 처음으로 한 번 벗겨지기 시작했다. 그때는 방바닥을 딛는 것조차 힘들었는데, 한꺼풀 벗겨지고 나니 8차 때는 어느새 얇아진 피부 상태에 적응해서 한결 낫다. 대신 많이 걸은 날 어김없이 발바닥이 열이 나는 듯 화끈거려서 최대한 적게 걸으면서 이 시기를 무사히 넘기려 노력했다.

날마다 새롭게 시작되는 오늘

젤로다 복용이 끝나더라도, 약을 복용하면서 쌓여 있던 부작용이 한동안 지속된다. 손발이 뜨겁게 화끈거리고, 마디마디의 피부가 벗겨지면서 젓가락을 잡는 것만으로도 통증이 느껴지는 시간들을 보내야 한다. 손발톱과 피부색도 많이 어두워진다.

그래도 그 시간들이 길지는 않다. 일주일은 발바닥이 불편하더니, 그 다음 일주일은 손바닥이 불편해진다. 그리고 점점 손 전체가 불편하던 감각이, 손가락만 불편하게 되고, 손끝만 불편한 것으로 서서히 이동한다. 색깔이 변한 손발톱은 새롭게 자랄 때까지 좀더 기다리면 된다.

불안한 마음이 불쑥 솟기도 한다. 이제 복용하는 약이 없어진다는 것은 기쁘고 감사한 일이면서도, 한편 두려운 일이기도 하다. 다른 타입의 유방암과 달리 표적치료제가 없는 삼중음성 유방암은, 그만큼 예후가 좋지 않다고 알려져 있는데, 내가 이렇게 치료를 종결해도 괜찮은 것인지 괜한 불안이 불쑥불쑥 튀어나온다.

1년 전만 해도 약을 안 먹는 게 일상이었는데, 약 먹는 것이 일상이 되다 보니 약을 안 먹어도 되나 하는 불안이 밀려오는 것이다. 그러나 아무리 생각해도, 마음은 이제 건강 관리하면 되지, 나를 잘 다스리며 살자 쪽으로 기운다. 두렵지만, 운동하고 균형잡힌 식습관을 가지고, 충분히 잘 자면서 지내면 되지! 이미 내 몸에 특별한 문제가 없는데 치료를 이어간다는 것은 불필요한 일이다.

오늘도 내 몸이 정직하게 나에게 말을 거는 듯하다. "멀쩡한데, 무슨 약을 더 먹으려고?" 서서히 돌아오는 몸의 감각들이 반갑게도 나에게 용기를 준다. 몸의 기능과 힘이 돌아오고 있는 것이 생생하게 느껴진다.

누군가 내 미래를 확실히 장담해줄 수 있다면 좋겠다는 나약한 마음이 들 때, 오히려 하나님의 세밀하신 인도하심을 느낀다. 그리고 의사 선생님들도, 가족들도, 친구들도, 동료들도 모두 내가 잘 회복하고 잘 되길 바라는 마음으로 나의 하루하루를 응원하고 있다.

장담할 수 없는 미래에 연연하기보다, 날마다 새롭게 시작되는 오늘 을 씩씩하게 살아야지.

삶은 원래 그런 것이다.

평소엔 몰랐다. 내일도 당연하게 오늘 같은 날이 반복될 거라고 생각 하며, 수많은 계획들을 세우고, 오늘 일을 내일로 미룰 때, 그때는 몰 랐다. 그런 당연한 내일이 주어졌을 때도 나는 내일 어떤 일이 있을지 장담할 수 없는 그런 하루들을 살고 있었다.

암을 치료해온 내 삶을 돌아보면 달라진 것은 있지만, 잃은 것은 없 다. 오히려 얻은 것이 많다. 감사하다.

이제 새 몸과 새 마음으로, 부작용들과 서서히 작별하며 감사한 오늘 을 누려야지.

은주의 이야기

건강함에 대하여

일상에서 건강 만들기

재활의학과에서 하는 치료는 크게 물리치료, 작업치료, 언어치료 등으로 구분하기도 한다. 작업치료에는 치료 행위 중 일상생활 동작훈련(activity daily living training)이 있다. 모리스 메를로 퐁티(Maurice Merleau Ponty)에 따르면 "우리의 일상적 경험은 추상적인 이론으로는 결코 완전히 포착될 수 없는 풍부한 내용을 갖고 있다"고 한다. 그는 또 이렇게 말하기도 했다.

"진실한 고찰은 나 자신이 고고하고 접근 불가능한 주관성이 아니라 다른 사람들을 향한 이 세계 안의 나의 현존과 동일한 존재라는 것을 드러낸다. 나는 내가 보는 것들로 이루어진 존재이고 나는 사람들과 상호작용을 이루는 장이다. 그리고 나의 몸과 역사적 상황은 나의 존재에 있어서 제약이 아니다. 오히려 그 반대다. 이 몸과 이 상황 속에 있음으로써, 그것들을 통해, 그리고 나머지 모든 것을 통해 내가 이루어진다."(〈어떤 생각들은 나의 세계가 된다〉(위즈덤하우스 펴냄, 이충녕 지음)에서 인용)

환자들과 가장 신나게 이야기할 때는 그들의 일상을 나눌 때다. 어떤 환자는 자동차 만드는 부품 중 와이어 감는 일을 직업으로 가지고 있었다. 어떤 환자는 음악학원 원장님이라 피아노, 플룻, 바이올린, 드

여러 치료를 겪으면서도
진실로 건강한 사람들을 본다.
치료를 모두 끝낸 후,
이전의 몸 상태로 회복되기만을
기다리는 것이 아니라,
치료 중 경험하는 몸 상태에 맞는
건강함을 발견하는 분들이다.
다른 사람들의 기준에 맞추기보다,
스스로 하루의 기준을 만들어가는 분들을 보면
참 존경스럽다.
당연하다 여겼던 삶의 정상이라는 기준을
새로 창조한다는 것은 얼마나
어려운 일인가.

럼 등 각종 악기를 아이들에게 가르치는 일을 하다가 잠시 학원 문을
닫고 수술을 받으러 들어왔다. 카페를 운영하며 바리스타 일을 하는
분도 있고, 택배 일을 하면서 부종 관리가 더 잘되는 환자도 있었다.
꼭 직업을 가져야 되는 것만은 아니다. 아이 유모차를 끌고 만보 걷
기를 하는 운동 습관을 가진 환자와 함께 새롭게 유모차 끄는 방법을
고민해야 할 때도 있고, 집에서 이런저런 잔치 음식을 만드는 것이
즐거움인 어르신과는 굽히는 동작이 많은 집안일을 좀 덜 할 수 있도
록 작업대 높이를 고민하기도 한다.

운동 따로, 건강 관리 따로, 일상생활 따로 이렇게 전부 따로 하면서
지내기 쉬웠던 지난날에 비해 운동, 건강 관리, 일상생활을 건강하
게 지내기 위한 것으로 새롭게 맞추어 생각해보면 어떨까?

건강에 대한 새로운 관점

건강이란 무엇인지 생각해본다. 아무 병이 없는 상태, 병이 완치된
상태만 건강한 상태라고 정의한다면, 이 지구 위에 건강한 사람 군은
그리 많지 않을 것이다. 20대 건장한 청년 몸을 기준으로 평균을 만
들고, 그 평균에 표준 편차 범위 내에 있는 사람들을 건강하고 장애
가 없는 사람이라고 정의한다면, 한 개인의 삶에서 건강하다 말할 수
있는 기간은 매우 제한적일 것이다.

건강하다는 것은 정상과는 또다른 문제다. 우리 사회에는 정상과 다른 것은 비정상이고, 그런 의미에서 나온 비정상이 장애를 가진 상태라는 뿌리 깊은 인식이 지배적이다. 특히 다양성을 경험하지 못한 단일 민족으로 구성된 사회에 익숙한 우리는 다양성에 그리 관대하지 못하다. 남들보다 조금 느리게 걷거나, 머리가 빠지거나, 한 쪽 유방이 없는 것 등 다르게 보이면 무언가 문제가 있다고 생각한다.

"건강하다는 것은 비정상이 아니라는 말이 아니다." 조르주 캉길렘의 이 생각이 참 마음에 든다. 누구를 정상으로 만드는 기준은 생각보다 과학적이지 않을 수 있다. 우리가 장애라고 생각하는 많은 부분은 다른 모습의 건강함일 수 있다.

가치라는 말이 유래한 라틴어 'valere'는 '건강하다'는 의미라고 한다. 스스로 정상인 가치를 소유하고 있다고 느낄 때, 생명체에 필수적인 정상을 소지하고 있다고 느낄 때만 건강하다고 하지 않는다. 스스로를 가치의 창조자로, 정상 규범을 만들어가는 자로 여길 때 건강하다고 할 수 있다. 다른 사람이 만들어낸 건강함의 기준에 따라 여러 요건을 가지고 있을 때만 건강한 것은 아니다.

여러 치료를 겪으면서도 진실로 건강한 사람들을 본다. 치료를 모두 끝낸 후, 이전의 몸 상태로 회복되기만을 기다리는 것이 아니라, 치료 중 경험하는 몸 상태에 맞는 건강함을 발견하는 분들이다. 다른 사람들의 기준에 맞추기보다, 스스로 하루의 기준을 만들어가는 분

들을 보면 참 존경스럽다. 남들이 보기에 이상하게 보이는 림프부종
용 붕대나 용품을 착용하고 운동하고 일하는 것이 그렇게 불편하지
않다고 한다. 나의 변화된 모습에 유연하게 맞추어 그날의 가장 좋은
움직임을 찾아내 스스로 대견해 하는 환자라면 그는 누구보다 건강
하다. 어쩌면 그 모습은 누구보다 건강한 모습이다.

당연하다 여겼던 삶의 정상이라는 기준을 새로 창조한다는 것은 얼
마나 어려운 일인가. 그 어려운 것을 하루하루 만들어가는 이들은 정
말 존경과 칭찬을 받기에 마땅한 분들이 아닌가.

이런 게 궁금해요 QnA

치료받은 몸 관리하기

130

항암치료, 수술치료, 방사선치료 등등 치료마다 특성이 있습니다. 좀 더 세부적으로 들어가면 어떤 항암치료를 몇 차례 얼마나 받았는지, 수술은 어떤 수술을 어떻게 받았는지, 방사선치료는 어느 부위에 어떤 강도로 얼마나 오래 받았는지 등에 따라 환자의 몸에 미치는 영향은 각각 다릅니다.

"단순히 통증 조절하세요" "운동하세요" "무리하지 마세요"에 그치는 말이 아니라, 몸의 동작들 하나하나에 적용될 수 있는 것들을 배우는 것이 필요합니다.

**Q   수술 후,
        앞으로 어떤 관리를 하면 좋을까요?**

근력을 강화하고 내 몸 상태에 맞게 운동하면서 지내세요. 그리고 다양한 증상들에 민감하게 반응하세요.

림프절 수술을 받은 환자는 내 증상이 신경통인지 정체 증상인지 알면 제대로 치료할 수 있습니다. 동네 병원에 가면 잘 모르는 경우도 있어요. 유방암 수술을 했기 때문에 생기는 액와막 증후군, 대흉근 단축, 폐암 수술을 받게 되면 겪게 되는 증상 등 수술로 건드려진 부위에 따라 특수한 근육이 손상되고, 특수한 질환들이 생기기 때문에 자신의 암종을 모른 채 운동하기보다 수술로 인해 어떤 증상이 생기는지 아는 것이 회복하는 데 도움이 됩니다.

예를 들어 대흉근 단축이 있는 분들은 대흉근에 무리를 주는 체중을 싣는 동작을 하면 통증이 유발되기 때문에, 필라테스 같은 운동을 할 때 대흉근에 체중을 지탱하지 않도록 해야 제대로 회복될 수 있습니다. 두경부암 치료를 받은 환자의 경우, 승모근 힘이 떨어진 상태에서 계속 운동하면 근육에 무리가 됩니다. 약해진 승모근에 무리를 주지 않는 운동을 해야 하는 거죠. 특별히 신경을 건드리지 않더라도 승모근이 마비가 되었다가 회복되기 때문에 어깨가 틀어지고 대흉근도 위축됩니다. 이 경우에는 어깨뼈를 잡아주는 내전근 근력을 강화하고, 적절하게 어깨 움직임을 만들어줘야 나중에 오십견, 회전근개 손상 등을 예방할 수 있습니다.

어떤 면에서는 만성화 되는 신체 손상도 있습니다. 림프부종과 암악액질이 그것입니다. 처음에는 괜찮아서 무시하기 쉽지만, 초기에 무시하면 나중에 심해지므로 초기에 치료하는 것이 좋습니다. 피부가 두꺼워지다가 흐름이 느려지다가 조직적으로 변화가 오고 더 심해지기 때문에 가능한 초기 단계에 치료해야 합니다.

요즘은 사전에 위험 요인도 알 수 있습니다. 그러므로 얼마나 림프선을 제거했는지, 림프절 있는 곳에 방사선을 얼마나 조사했는지, 선항암치료 시 림프절 전이가 있었는지, 몸무게가 갑자기 늘었는지, 체내 지방이 많은지 등에 따라 초기부터 관리를 시작해야 합니다.

암악액질도 마찬가지입니다. 근육 자체가 비가역적으로 손상되는 경우도 있지만, 근육 손상 초기 단계에서부터 근육을 제대로 유지할 수 있는 적절한 근력 운동을 할 수 있으면 손상이 진행되는 것을 어느 정도 예방할 수 있습니다. 체중보다 내 몸의 근육에 신경을 써야 합니다. 림프부종과 암악액질처럼 점차 안 좋아지는 증상은 반드시 초기에 관리해야 합니다!

132

**Q   진행성 암환자들은
어떻게 재활하면서 지내면 될까요?**

일상적인 기능이 너무 떨어지지 않도록 움직이는 것이 좋습니다. 오늘 하루의 피로도, 운동, 통증을 날마다 체크하며 자신의 신체에 따라 안전하고 적절하게 운동하는 것이 필요합니다.

진료하다 보면 부종, 통증, 피로가 많이 심한 분들이 우울감을 호소하며 오는 경우가 있습니다. 조금만 움직여도 피곤해서 기절할 거 같고, 20-30분만 움직여도 더 이상 움직이지 못하는 컨디션인 암환자들에게 해주고 싶은 말이 있습니다.

"누구에게나 각자 적정한 선이 있습니다."

어느 정도 무리하면 어딘가 모르게 근육이 손상되거나 관절이 손상되는 강도가 보통 정상이라고 하거나 몸이 괜찮은 분들은 그 경계를 넘나듭니다. 그래서 어느날은 무리해도 괜찮습니다. 그러나 암환자는 그러면 안 됩니다. 무리하게 되면 증상이 생깁니다. 그렇다고 이 점을 좋지 않은 거라고만 생각할 필요는 없습니다. 그 증상은 나를 안전한 정도로만 생활하도록 만들어주는 것이기 때문입니다.

생각의 발상을 바꿔보세요! 이제 안전하게 생활할 수 있는 강도를 적절하게 알고 적용할 수 있는 몸이 된 것이니까요. 남들보다 좋은 센서가 나에게 있으므로 피로하지 않고 통증이 없게 나를 지탱할 수 있는 강도를 기억하고, 안전 지대를 조금 작게 가져가는 생활을 통해 그 안에서 안전하게 생활하기를 실천해보는 겁니다.

예전 같으면 무리할 일을 그저 감수했다면 이제는 무리할 일은 애초에 하지 않는 것을 선택하는 생활 습관도 필요합니다. 내 몸에 맞추어 생활하면

일도 운동도 충분히 할 수 있습니다. 그러면 훨씬 더 오래 안전하게 지낼 수 있습니다.

내 몸이 훨씬 고급으로 달라졌다고 생각해보세요. 잔병치레가 있는 사람들이 오래 산다는 말을 들은 적이 있을 겁니다. 암을 치료하고 약해졌기 때문에 내 몸에 맞게 지혜롭게 살아간다면 건강하게 오래갈 수 있습니다. 그날그날 컨디션에 따라 추천해주고 싶은 운동이 있습니다. 붙잡고 서는 힘이 있는 날이라면 집에서 할 만한 운동 중에 봉 잡고 웅크리기, 서기, 발돋움, 되돌아가기 운동을 하면 됩니다. 모든 근육에 힘을 주고 웅크렸다가 그 힘을 이용해서 쭉 서보고 발돋움할 때는 마지막 근육까지 일으켰다가 되돌아가는 것. 이 자체가 전신 운동입니다. 마지막까지 힘이 정말 떨어졌을 때도 운동할 수 있습니다. 호흡이 곤란할 때는 편안한 체위로, 폐에 물이 차서 누워 있는 것이 힘들 때는 베개를 여러 개 두고 기댈 수 있게 만들고, 복식 호흡을 천천히 하는 것도 운동이 됩니다. 이렇게 어떤 상황에서든 할 수 있는 운동은 얼마든지 있습니다.

Q   수술 후 통증은 자연스러운 건가요?
어떻게 대처하면 좋을까요?

유방암 수술을 받은 환자들은 저마다 아픈 부위가 다릅니다. 대체로 겨드랑이, 가슴 위와 아래, 갈비뼈, 어깨 등이 아프지만 생각보다 아프지 않은 경우도 있습니다. 우선 수술 부위가 넓지 않았던 경우에는 통증이 확실히 덜합니다. 수술로 제거한 부위가 많을수록 통증에 영향을 줍니다. 수술 후 재건을 하게 되면 겉으로 보기에 달라진 건 그다지 없는 것처럼 보여도,

134

전절제 과정에서 대흉근 근막이 뜯겨져 나가기 때문에 아직은 상처가 있는 상태입니다. 피부에는 절개한 부위의 상처만 남았지만 수술 부위가 크기 때문에 근막들에는 아직 상처가 남아 있습니다. 그래서 생각보다 넓은 부위에 통증이 있을 수밖에 없지요. 빵 위를 덮고 있던 토핑이 뜯겨져 나가면서 껍질이 벗겨진 상태를 상상하면 이해하기 쉬울 겁니다. 그 상처가 아물 때까지 통증이 있는 건 당연합니다.

림프절 절개의 경우도 마찬가지입니다. 림프절을 절개하기 위해 소흉근 아래 쪽에 깊은 상처가 생길 만큼 후벼 파서 수술을 하기 때문에 겨드랑이 쪽에 통증을 느끼게 됩니다. 겉만 보이는 환자 입장에서는 생각보다 넓은 부위에서 느껴지는 통증의 이유를 선뜻 이해하기 쉽지 않을 텐데, 수술하면서 넓고 깊게 난 상처가 회복되는 과정 중에 있다는 것을 기억해야 합니다.

아울러 유방암 수술 후 느낄 수 있는 통증 중에 급성기가 지난 후에 어깨에 찌릿찌릿한 느낌이 있을 수 있어요. 자연스러운 일입니다. 그런데 수술받고 1, 2년이 지난 후, 또는 한참 지난 후에 없던 통증이 발생하기도 합니다. 이는 수술 부위 자체의 문제보다는 약해진 근육을 잘못 사용하다가 발생한 추가 손상일 가능성이 높습니다. 이런 경우라면 어깨가 어떤 동작을 할 때 아픈지 살펴봐야 합니다. 거울을 보고 아픈 동작을 할 때 모습을 살펴보는 것도 필요합니다. 보통 이런 경우는 회전근개 손상으로 인한 통증을 의심할 수 있습니다.

유방암 수술 후 대흉근, 소흉근이 짧아져서 어깨가 앞쪽으로 돌아간 상태에서 운동을 하면 회전근개에 충돌 증후군이 생길 수 있습니다. 잘못된 운동을 하면 충돌 증후군이 생기기 때문에 어깨 옆면, 어깨 앞쪽으로 아픈 느낌이 들 수 있습니다. 따라서 유방암 수술 후에는 제대로 된 자세로 운동하는 것이 무엇보다 중요합니다. 그리고 회전근개에 충돌이 생기지 않는 운동을 해야 합니다. 운동을 할 때는 거울 앞에서 어깨가 틀어졌는지 확인하는 과정을 반드시 거쳐야 합니다.

또한 운동을 했는데 통증이 느껴진다면 자신이 잘못된 동작을 하고 있는 것은 아닌지 의심해봐야 합니다. 횟수를 누적해서 생기는 근육통과 달리, 잘못된 자세에서 비롯된 통증은 한두 번만 해도 통증이 느껴진다는 점입니다. 그리고 유방암 수술 후 운동 횟수를 반복하며 생긴 근육통이라도 하루가 지나도 피곤하게 느껴진다면 운동 강도를 낮추는 것이 바람직합니다. 운동하면서 참아도 되는 통증인지 아닌지를 구별하는 기준은 그 다음 날 일어났을 때 기분 좋게 사라져가는 통증인가, 아닌가입니다.

Q 수술 후 어깨가 아파요.
　　어떻게 관리하는 것이 좋은가요?

수술 후 어깨가 아픈 경우가 종종 있습니다. 어깨가 아픈 것에도 이유가 있습니다. 옷을 입고 있을 때는 잘 모를 수 있지만 거울을 보면 자신의 상태를 잘 파악할 수 있습니다. 가슴 쪽이 아프다 보니 수술한 쪽 어깨가 앞으로 굽어지며 앞으로 쏠리게 됩니다. 그래서 어깨 뒤쪽에 근육통이 생길 수밖에 없습니다.

어깨가 앞쪽으로 계속 쏠리다 보니 어깨가 뒤로 가도록 잡아주는 승모근과 능형근(rhomboid muscle)이 계속 일을 해야 하는 상황이 됩니다. 몸의 균형이 무너지면서 어깨 뒤쪽 근육의 피로도가 높아지고 근육통이 생기는 것입니다. 수술로 떼어졌던 신경이 되살아나면서 그 신경이 분지하는곳의 감각이 떨어지게 되어 남의 살 같은 느낌도 들고 찌릿찌릿하기도 합니다. 이렇게 수술 후 몸에는 다양한 변화가 발생합니다. 운동은 이 부분에 대한 이해를 바탕으로 시작해야 합니다.

어깨 운동의 경우, 오십견 같은 증상에 대한 운동이 아닌, 대흉근에 상처가 나고 그것 때문에 어깨가 돌아간 것을 회복시키는 운동이 필요합니다. 그리고 상처를 건드리지 않는 운동을 해야 합니다. 아물고 있는 상처를 건드리는 운동들은 팔과 대흉근을 많이 쓰는 동작인 경우가 많습니다. 잘못된 운동 영상을 보고 운동하게 되면, 몸 상태가 더 안 좋아질 수 있고요. 수술 후 몸 상태에 따라 운동하는 방식이 달라져야 합니다.

환자마다 회복 속도와 상황이 다르기 때문에 일률적인 운동을 적용할 필요는 없습니다. 중요한 것은 회복될 때까지의 운동, 상처가 모두 회복되고 자세를 잡는 운동, 그리고 이후에 기능을 회복하는 운동으로 단계별 운동의 방식과 목적이 달라져야 한다는 것입니다.

이 시기 꼭 기억해야 할 유방암 재활

몸을 관리하는 힘을 길러보세요

손상에 기반한 재활 전략 수립(impairment-driven rehabilitation strategy)이 필요합니다. 암과 치료로 인한 신체 손상이 어떻게 구체적으로 생기게 되는지 알면 알수록 맞춤식 재활을 계획할 수 있습니다.

먼저 암과 치료가 몸에 어떤 변화를 가져왔는지 살피며 거울 앞에 다시 설 필요가 있습니다. 내가 그동안 들어왔던, 인터넷에서 봤던, 다른 환자들이 말했던, 의사 선생님에게 들었던 이야기들, 무거운 물건 들지 말기 같은 주의사항 등 그동안 알고 있던 것들이 하나의 풍경화라면, 그 풍경화가 그려진 내 몸을 거울 앞에서 다시 살펴보는 일을 해야 합니다.

이제는 암이 아닌, 나의 기능이 달라진 점에 초점을 두어야 하는 시간입니다. 수술을 통해 어느 부분이 변했는지, 방사선치료가 내 몸의 원래 기능에 어떤 영향을 끼쳤는지 살펴봐야 합니다. 이를 통해 내가 치료받았던 부위가 이전에 어떤 역할을 했던 부분인지, 치료를 받아 제거되거나 상처 난 부분에 어떤 변화가 생겼는지도 돌아봐야 합니다.

내 몸을 이해하고 자신의 몸의 회복 정도에 따라 점진적으로 강도를 증가시키면서, 체력을 회복하는 시점에는 가장 적절하고 안전한 운동을 매일매일 유연하게 설계해봅시다. 능동적으로 자신의 몸을 관리하는 힘을 길러보세요.

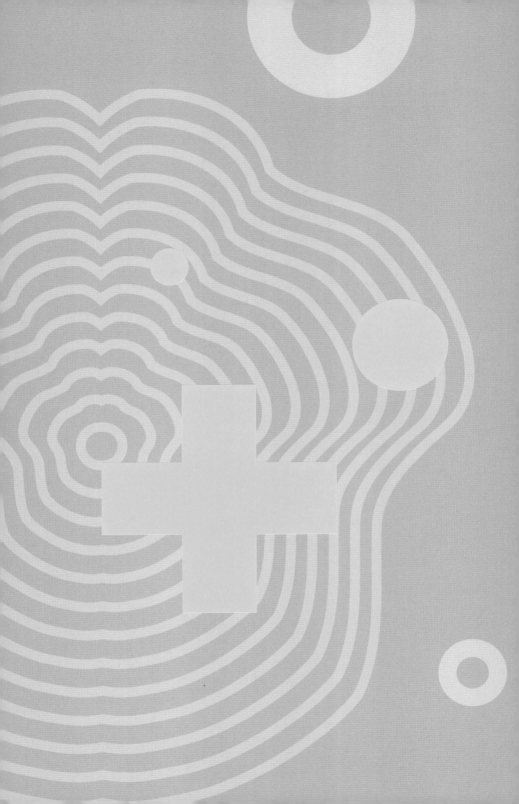

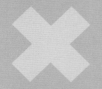

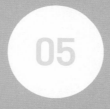

05

삶의 질 관리

향연의 이야기

붕대랑 친해지기

재활, 예전에는 생각하지도 않았던 일

나는 임파선을 30개 정도 제거해서 림프부종 위험도가 높다. 수술 후에는 가슴 통증에 온 신경이 가 있는 바람에 팔에는 그다지 신경을 쓰지 못했다. 수술 다음 날부터 받았던 도수치료는 마사지를 받는 것 같아서 관리받고 있다고 생각하며 즐겼다. 그런데 예방을 위한 모비덤 세트를 본 순간, '아, 나는 앞으로 평생 관리하면서 팔 사용을 조심해야 하는 사람이 되었구나' 싶어 마음이 무거웠다. 하지만 그때마다 속으로 묻고 답했다. '암세포 있는 임파선 데리고 살래? 당연히, 아니지! 그럼 이제부터 할 일을 생각하자.'

재활의학과 주치의 선생님은 진료 때마다, 남은 림프들을 잘 사용하면서 얼마든지 림프부종을 예방할 수 있다고 말씀해주셨다. 그 말은 나에게 무슨 일이 발생할지 모르는 상황 속에서, 그래도 무슨 일이 생기든 괜찮을 수 있다는 희망이 되었다. 그러나 림프에 대해서 잘 몰랐기에, 그 말도 막연한 희망이었다.

그러던 중 오늘은, 림프가 새로운 통로를 만들기도 하는, 고정된 구조가 아니라는 것을 알게 되었다. 이제는 재활의학과 선생님이 해준 이야기가 그저 희망을 주기 위한 코멘트가 아니라 팩트라는 것을 알고 있다. 그래서 내 팔을 더 잘 관찰하고 잘 사용해야겠다는 의욕이 솟는다.

재활, 예전에는 생각하지도 않았던 일이다. 내가 요즘 경험하는 모든 일들이 그렇기는 하다. 특히 수술과 치료에 더 신경을 쓰다 보니, 어떻게 회복할지, 몸의 컨디션을 어떻게 되돌릴 것인지에 대해선 특별한 계획이 없었다.

수술받을 때 환자로서 특별히 할 수 있는 일이 없다는 것을 알았지만 '수술을 잘 견디는 몸'을 만들어야겠다고 생각했다. 몸에 이상이 생긴 후 가장 힘들었던 점은 '내가 어찌할 수 없는 영역'이라는 점이었다. 늘 노력하면서, 목표를 세우고, 이뤄가는 즐거움을 누려왔던 나에게 내가 할 수 있는 일이 특별히 없다는 건 견디기 힘든 일이었다. 그래서 치료 단계마다 뭐라도 하고 싶었다.

멀리 내다보며 오늘 하는 일

수술 일주일 전, 처음으로 재활의학과 선생님을 만났을 때 수술 후 회복이 빠른 몸 만들기에 대해 여쭤보았다. 유방 수술의 특성상 등 근육 단련이 필요하고, 가슴 근육을 펴야 한다는 이야기를 들었다. 호기롭게 시작한 운동은 마음과 달리 체력이 따라주지 않아 작심삼일로 그쳤지만, 느낌만은 잊지 않았다. 그리고 이 느낌은 수술 후 마취가 깨고 나서, 자세에 신경을 쓰고 가슴을 펴고 걷는 것으로 자연스럽게 이어졌다.

수술 후에는 깨어나자마자 심호흡 하기, 다음날부터 스트레칭이 가

능한 심호흡 동작 따라하기, 등 펴기, 가슴 펴기를 열심히 했다. 물리
적으로 내 팔과 가슴이 얼마나 펴질지 알 수는 없지만, 심리적으로는
계속 펴려고 애를 썼다. 나에게 수술 후 재활은 생존과도 같았다. 하
루 만에 갑자기 달라진 몸이 나에겐 위기 상황으로 느껴졌다. 그래서
죽을 고비를 넘긴 사람처럼, 힘든 몸을 일으켜 세워 조금이라도 걷
고, 등을 세워보고, 심호흡 스트레칭 동작을 하면서 쪼그라든 폐를
펴려고 애를 썼다.

이렇게 이틀을 보낸 후 내가 입원한 병실에 또 다른 환자가 들어왔
다. 나는 내 경험을 바탕으로 마취에서 깨어나면 다시 잠들지 말 것,
심호흡 할 것을 기억하라고 수술 전에 미리 알려주었다. 그런데 이
환자는 수술 후 돌아오더니 내내 눈을 못 뜨고 잠들기를 반복했다.
안타까운 마음에 수술 후 잠자는 환자를 옆에서 깨워주고, 심호흡도
가르쳐주었다. 그러나 이내 잠들고마는 생면부지의 사람을 계속 깨
울 수도 없어서 포기했다. 그럼에도 불구하고 이 환자는 다음날 말짱
했다. 이때 나는 재활의 의미를 깨달았다.

재활은 멀리 보면서 하는 거구나. 사람마다 모두 다르구나. 당장 눈
앞에 보이는 모습은 차이가 없을 수도 있구나.

나에게 맞는 걸 찾자

이 문단을 쓰고 있는 지금은 수술 후 8일차에 접어든 날이다. 지금까지 내 팔은 그런대로 안녕하다. 대신에 새로운 감각을 느끼게 해주고 있다. 책을 조금 오래 들고 있으면 팔 바깥쪽이 한 번 '따끔' 하다. 겨드랑이 쪽이 '울렁' 하는 느낌도 있고, 팔 안쪽 어딘지 모를 곳이 '찌릿' 하기도 하다. 스쳐 지나가는 이 감각들이, '내 몸 속에 남은 림프들이 길을 찾는 과정이겠구나' 임파선이 없어져서라기보다 '남은 임파선들이 일하는 중이구나'라고 혼자 생각했다. 나중에 진료를 받으면서 알게 되었지만, 이 증상들은 림프부종과는 상관없는 신경통이었다.

30분 정도 생각하며 타이핑을 했더니 팔에서 힘들다는 신호를 보낸다. 힘든 노동이라도 한 듯, 힘이 약간 달리는 느낌이다. 그러면서도 지금 드는 생각은 림프부종을 경험한 많은 환우들이, 이 정도는 괜찮겠지, 하면서 적극적으로 관리하지 않고 그냥 시간을 보낼 것 같다. 통증이라고 하기에는 애매하고, 괜히 내가 신경써서 그렇게 느껴지거나 할 수 있는 감각들이다. 하지만 이런 신호들을 놓치고 그냥 일상으로 돌아가면, 림프부종이 상당히 진행된 후에야 병원을 찾아 고생할 것 같다. 이렇게 사소한 신호들을 허투루 흘려보내지 않고, 예방에 힘써야겠다는 생각이 든다.

나는 퇴원 후 바로 코로나19에 걸려 집에서 일주일간 추가 격리를 했다. 그때 방안에서 무료함을 달래기 위해 했던 일이 붕대 감기다. 처음에는 혼자서 절대 하지 못할 것 같아서 남편이 교육을 받고 감아주던 붕대였는데, 일주일 격리 덕분에 혼자서도 붕대를 잘 감게 되었다. 붕대를 감고, 풀어 정리하는 일이 하루의 소일거리로 자리잡았다. 그런데 붕대는 실용성이 다소 떨어진다. 감고 나면 팔의 부피도 많이 커지고, 감고 풀고 정리하는 것에도 시간이 많이 든다. 직장에 복귀한다면, 이렇게 붕대를 감고 낮에 생활하기는 어렵겠다는 생각이 들었다. 그렇다고 압박 스타킹이 편한가 하면 그렇지도 않다. 강도 높은 압박 스타킹이라 이 또한 혼자 착용하기가 쉽지 않다. 팔꿈치 위로 당겨 올리는 것이 쉽지 않고, 어깨까지 올리는 것은 거의 불가능한 일 같아서 하루는 재활치료실에 가져가 스타킹 착용법을 배웠다. 엄청 힘을 주어 당겨 올리는 것이 방법이었다. 스타킹은 실용적이지만, 환자 입장에서 처음에 착용하기란 쉽지 않다. 수술받지 않은 쪽 팔로 힘을 주어 다른쪽 팔에 스타킹을 끌어올리는 것이 잘 안 된다. 그러나 이 또한 지금은 혼자 잘 착용하고 있다.

뭐든 계속 하면 능숙해진다

나는 항암 부작용과 수술 후유증을 겪고 있고, 림프부종의 가능성을 안고 있다. 환자 입장에서 부작용과 후유증과 부종은 구별이 어려운 증상인 동시에, 살고 죽는 문제가 아니면 떠안고 가기를 기꺼이 선택하게 되는 일이기도 하다. 문제는 일상에서 지대한 불편함을 줄 수 있는 증상을 간과하는 것이다.

수술받고 이틀 후, 위로 올라가지 않는 팔이 내게는 큰 문제로 다가오지 않았다. 일단 죽음의 공포에서 벗어났다는 사실이 매우 컸기 때문이다. 그러나 물리치료사 선생님은 팔 기능이 회복되지 않으면 "차 뒷좌석에 있는 물건도 잡기 어려울 것"이라고 경고했다. 그제서야 티셔츠 하나 혼자서 벗지 못하는 내 자신이 보였다. 그 말을 계기로 팔 스트레칭을 더 열심히 하게 되었다.

처음에는 내가 늘 팔을 조심해야 하고, 팔에 압박 붕대를 감아야 하는 사람이 되었다는 현실을 받아들이는 것이 쉽지 않았다. 붕대와 팔 스타킹을 처방받으면서도 의사 선생님이 앞으로 내가 겪게 될 혹시 모를 일을 대비해 알려주는 거라고 생각했다. 하지만 선생님은 지금부터, 앞으로 늘, 압박 붕대를 착용하면서 살아가는 것에 대해 알려준 것이었다. 그것을 이해하기까지 시간이 좀 걸렸다. 이제 필요한 것은 붕대를 감은 내 팔을 보며 불쌍하다는 생각을 절대 하지 않는 것이다. 붕대 좀 감으면 어떤가. 아픈 주사를 맞는 것도 아니고, 약을 먹는 것도 아니고, 이렇게 관리될 수만 있다면 얼마나 간편한 방법인가.

지금도 나는 압박 스타킹을 착용하고 있다.

시간이 나면 겨드랑이 마사지를 하고, 잠들기 전 붕대를 감고, 틈틈이 팔 스트레칭을 한다. 부종은 팔뿐만 아니라 겨드랑이와 수술한 가슴쪽에도 생긴다. 묵직한 느낌이 들 때는 수시로 마사지를 하거나 모비

덤 패드를 속옷 안에 넣고 압박해주며 관리해주는 것이 필요하다.

한 걸음의 의미

생각해보면 이 모든 일이 림프부종에 대한 불안에서 비롯된 것이기는 하지만, 내 팔을 관리하는 일이기도 하다. 돌아보면 내 몸을 잘 챙기면서 일하지도 못했지만 특히 팔을 돌보면서 살아본 적은 없다. 내 몸의 기능들을 사용하는 것이 자동화되어 어느 부분이 어떤 일을 하고 있다는 인식 없이 살아왔기 때문이다. 그러나 이제는 내 몸에 더 관심을 갖고, 내 몸을 인식하면서, 나를 챙기면서 살아가는 삶의 패턴이 축적되고 있다. 나아가 40대의 시작점에 나를 돌보는 변화의 계기를 맞이해 감사하다.

물론 공포와 불안이라는 감정은 한계선이 없다. 그래도 조금씩 나아지고 있음을 느낀다. 미래를 장담할 수는 없다. 그러나 다양한 방법으로 내 몸을 치료해왔다. 그래서 한 걸음 한 걸음의 의미가 무엇인지 이제는 안다. 거쳐온 시간들을 돌아보면 신기하게도 얻은 것이 참 많다. 함께 걸어주는 가족들과 의사 선생님들의 사랑을 듬뿍 받았고, 건강을 얻었고, 삶을 새롭게 보는 눈을 갖게 되었으니까. 그래서, 더욱, 지나온 모든 시간들이 참 감사하다.

기억 나는
어느 환자 이야기

누구는 기억하고
누구는 기억하지 못한다

연예인을 좋아하는 일은 사십대가 넘으면 그만해도 된다. 그것도 수 개월 전 이미 다들 한바탕 시끄럽게 이야기하다 최근에는 잠잠해진 연예인을 뒤늦게 좋아하는 것은 동시대성이 뛰어난 민감함도 아니고, 쉽사리 주변 의견에 흔들리지 않는 진중함도 아니다. 십여 년 전부터 연예인으로 활동했지만, 아무도 알아주지 않을 때 성실하게 꾸준하게 노력해온 사람이 뒤늦게 실력으로 인정받는 스토리가 좋아서라고 해두자. 방송 카메라가 비추지 않았지만, 화면에 나오건 그렇지 않건 한결같이 최선을 다해 몸을 움직이는 모습이 뒤늦게 알려져 많은 사람들이 호응하는 게 좋은가 보다.

늘 대중 속에 모습을 드러냈고, 어쩌면 늘 같은 일을 해왔는데, 어느 순간은 사람들이 무심하게 지나가고, 어느 때는 환호하고 좋아하기도 한다. 서서히 잊혀지다가 갑자기 많은 이들의 기억을 소환하기도 한다. 몇 년 전 팬이 녹화한 동영상 조회수가 갑자기 대폭 늘어나 당사자가 신기해 하는 일이 일어나기도 한다.

기억하다… 많고 많은 사람들을 만나고 헤어지는 현대 사회에서, 흔하게 스쳐 지나가는 부속물같이 잊혀져도 더이상 이상하지 않은 사회에서 누구는 기억하고 누구는 기억하지 못한다. 심지어 그 기억조차 오류 덩어리다.

참 고마운 사람

"저… 기억하시겠어요?"

나를 처음 만나는 신환은 환자 명단에 별도로 표기가 되어 있다. 의무기록은 아무런 흔적이 남겨 있지 않은 백지 상태였다. 이름과 성별, 그리고 나이 외에 어떠한 단서도 없다. 심지어는 병명조차 적혀 있지 않다. 이상하다. 머리가 갑자기 좋아졌나 보다. 아주 유명한 연예인 이름도 한 글자는 꼭 틀려서 친구들에게 구박받던 나인데, 이분은 이름만 봐도 얼굴이 떠오른다. 그래, 이 동네 산다고 했지. 심지어 거주지까지 기억난다.

"어머나, 당연하죠. 그동안 잘 지내셨어요? 어떻게 알고 오셨어요?"

말을 쉽게 잇지 못한다. 딸에게 특명을 내려 찾아달라 요청했고 겨우 어느 동영상 댓글을 보고 찾아왔다는 말에 마음이 먹먹해진다. 그 관심과 사랑에 나는 무엇으로 답할 수 있을까. 날 기억하고 찾아주다니, 그 자체로 감격인데, 환자도 내가 첫눈에 알아봐서 고마운가 보다.

"다행히 절 기억하시네요."

우리는 언제부터인가 사람을 대체 가능한 도구로 당연시 여기는 사회에 살고 있다. 누군가의 부재가 전혀 불편하지 않게 만드는 시스템이 지배하는 기계 사회가 되어버렸다. 누군가의 죽음으로 살아있는 다른 사람에게 피해가 가지 않게 하기 위해 그랬다고 애써 변명하지만, 곁에 있는 사람이 갑자기 사라진다면 아무렇지 않게 일을 다시 하는 것

이상으로 걱정하고 염려하는 것이 사람의 도리가 아닌가. 아니다, 이
시대에 가치와 덕을 기본 도리로 꺼내드는 것은 사치일지도 모른다.
사회 운운하는 것은 이미 허황된 욕망의 표출일까.

믿고 찾아와주어 더 고마운

2009년 둘째를 임신중일 때, 그 환자를 처음 만났다. 대학에 들어간
후로 한 번도 떠난 적이 없어 마치 친정 같던 병원에서 전임의를 마
치고 낯설고 새로운 병원으로 꿈을 찾아 뒤늦게 박사 과정에 도전했
던 즈음이었다. 주제와 새로운 방법론을 제시해준 선임 교수의 도움
을 받아 계획서는 작성했으나 막상 대상자를 모집하기가 쉽지 않았
다. 심지어 연구비도 없었다. 그때 30대 초반의 초짜 연구자의 연구
IRB(Institutional Review Board, 기관생명윤리위원회) 동의서
에 서명을 해준 사람이 바로 그녀였다.
"그 운동 하니까 정말 좋던데요? 매일 책자 보면서 따라하고 있어
요." 연구가 종료되어도 몇 달에 한번씩 찾아와 경과 보고를 해주었
다. "몸은 좀 가벼워요." 어느 날은 기분좋게 긍정적인 면을 이야기
해주다가, 어느 날은 "무리하면 무거워지는 건 어쩔 수가 없네요. 평
생 이럴까요?" 하면서 지속적 관리를 해야 하는 처지에 지쳐 격려를
구하기도 했다. 때론 반 년마다, 때론 일 년마다 가끔씩 안부를 묻는

모든 유방암 환자들은
다른 유방암 환자들을 돌볼 수 있는
이들이기도 하다.
조금 먼저 미리 살고 겪었기에 그들은 자격이
충분하다. 서로 돌봐주고 돌봄을 받는다.
그 대상은 굳이 문자적으로 유방암 환자에
국한되지 않는다.
다양한 돌봄의 대상을 찾아간다.
그러한 돌봄은 함께 하는 이들을
삶을 배우는 시간으로 이끌어준다.

사이가 된 그녀를 내가 어찌 잊을 수 있겠는가.

"지난 번 만났을 때보다 좀 더 나빠졌어요. 어떡하죠?"

다시 만난 이상, 이제는 현재의 새로운 문제점을 해결해야 한다. 그 동안 고민하고 공부했던 새로운 동작들과 재활 치료들을 적용해봐야 한다. 그녀는 과거 나의 친절한 모습을 기억하고 찾아왔고, 지금 나에게 자신의 몸의 증상을 해결해주기를 원했다. 과거의 추억으로 남기지 않고 그것을 기억하고 있는 나를 찾아 지금의 문제를 해결해줄 것이라 믿고 찾아와준 것이리라.

지난 몇 달 동안 고민하며 만들어보았던 동작들을 함께 해봤다. 외래 마지막 시간에 맞추어 주기적으로 함께 움직였다. 몇 주 지난 후 좀 더 가벼워졌다는 말에 조금 안심했다. 같은 증상을 가진 진단을 받고 치료 중인 젊은 암환자를 같은 시간에 초청해 함께 운동을 해봤다. 이왕이면 함께 해보자는, 조금은 시간을 절약할 생각으로 시도해본 그룹 운동 시간이다.

돌본다는 의미

"저는요, 이 동작 하느라 수십 번 왔어요."

"대단하시네요. 몇 번 안하고 그렇게 잘하다니."

"저는요, 수시로 생각날 때마다 해요. 버스 기다리다가, 불 위에 냄

비 올려놓고 나서도 하고."

"움직이니 가벼워져요. 좀 덜 피곤하고요."

"어머나, 정말 잘하시네요."

그녀가 건네주는 추임새에 방금 전까지 울먹이던 환자 표정이 밝아진다. 이제 막 진단을 받고 치료중인 환자였다. 내가 백 마디 한 것보다 더 환해진 것 같다. 아, 내가 몰랐다. 그녀는 과거의 사람 좋고 긍정적인 아주머니가 아니었다. 새롭게 진단받은 암환자에게 도움을 주기 위해 이 자리에 온 보조 교사의 사명을 깨달은 선구자나 다름없다. 이제 그녀는 돌봄의 객체가 아닌 돌봄의 주체가 되었다.

신형철이 박준의 시를 이해한 평론에 이런 구절이 나온다.

"우리말 '보살피다'는 '살피다'를 품고 있다. 그러니까 살피지 않으면 보살필 수 없는 것이다. 무엇을 살피는가? 다가올 시간이 초래할 결과를 살핀다는 것이다. 이런 보살핌을 우리는 돌봄(care)이라 부른다. 돌봄이란 무엇인가? 몸이 불편한 사람을 돌본다는 것은 그가 걷게 될 길의 돌들을 골라내는 일이고, 마음이 불편한 사람을 돌본다는 것은 그를 아프게 할 어떤 말과 행동을 걸러내는 일이다. 돌보는 사람은 언제나 조금 미리 사는 사람이다. 상대방의 미래를 내가 먼저 한번 살고 그것을 당신과 함께 한번 더 사는 일."

_ (박준 시집, 〈우리가 함께 장마를 볼 수도 있겠습니다〉(문학과지성사 펴냄), 110-111p.)

어쩌면 모든 유방암 환자들은 다른 유방암 환자들을 돌볼 수 있는 이
들이기도 하다. 조금 먼저 미리 살고 겪었기에 그들은 자격이 충분하
다. 서로 돌봐주고 돌봄을 받는다. 그 대상은 굳이 문자적으로 유방
암 환자에 국한되지 않는다. 다양한 돌봄의 대상을 찾아간다. 그것
이 새로운 일이 되기도 하고, 새로운 직업이 되기도 한다. 그러한 돌
봄은 함께 하는 이들을 삶을 배우는 시간으로 이끌어준다.

그래서, 나는 오늘, 그녀에게 새롭게 배운다.

이런 게 궁금해요 QnA
림프부종 관리하기

치료가 어느 정도 정리가 되면, 찬찬히 한 번 몸을 다시 살펴보아야 해요. 내 몸에 어떤 변화들이 생겼는지 머리끝부터 발끝까지 살펴보는 거지요. 정적일 때, 동적일 때, 일상생활 할 때, 운동할 때 내 몸이 어떻게 움직이는지 살펴봐야 해요.

전신의 체력과 피로도를 고려해 일상생활의 강도를 정하세요. 다른 사람들이 말하는 기준이 아닌 나의 몸의 상태에 따라 스스로 몸의 움직임과 동작을 조절하는 자신감 갖기를 통해 나 스스로 몸 가꾸기를 시작해보아세요.

Q   림프부종이 뭔가요?

수술받고 시간이 흐른 후 팔에 통증이 발생하는 원인 중에는 림프부종이 있습니다. 림프 정체 초기 증상 중에는 겨드랑이가 약간 묵직한 느낌이 나고 손이 붓곤 하는데, 겨드랑이에서 묵직한 통증이 갑자기 유발된다면 림프부종을 의심해볼 수 있습니다. 림프부종은 수술을 할 때 림프절을 많이 뗄수록 위험도가 높아져요. 그리고 방사선치료, 탁솔 계열의 항암치료, 고령, 비만, 당뇨 등도 위험 인자입니다.

림프부종은 림프관이 망가져서 피하지방층에 림프액이 많이 축적되어 섬유화된 조직적 변화가 있는 상태입니다. 이렇게 되면 겉보기에도 부은 상태로 보이죠. 그러나 겉보기로 붓기 전인 초기 단계에는 림프관에 압박감이 느껴지고 팔이 묵직하거나, 찌릿하고, 불편감이 들 수 있습니다. 림프절을 절제했는데 무언가 팔에 변화가 있다면 그것은 림프관의 저류 때문에 압박감이 느껴지는 림프부종의 초기 단계일 가능성이 높아요. 이

때 제대로 붕대를 감아주고 림프 마사지를 해주면 회복이 가능합니다. 즉 림프부종을 예방할 수 있는 거죠.

초기 증상을 경험했다면, 림프 마사지, 붕대 감기 등의 방법을 숙지해서 조금이라도 그런 증상이 있을 때 무시하지 말고, 초기부터 관리를 해야 합니다. 그러한 요령들이 림프부종을 예방하는 무기 역할을 해줍니다. 물론 병원에 가서 제대로 집중 치료가 필요한 시기도 있습니다. 그렇지만 초기에 대처 능력을 키워서 사전에 림프부종을 예방하는 것이 무엇보다 중요합니다.

그리고 전신 부종과 림프부종은 다릅니다. 림프부종은 림프 절제나 전이 때문에 발생하는 림프액 저류로 인한 조직적 변화이고, 전신 부종은 항암치료 시 혈관 투과도가 늘어서 체세포 외로 수분이 축적된 결과입니다. 라면 먹고 붓는 것과 비슷한 것이죠. 전신 부종도 운동이 도움이 됩니다. 혈관 밖으로 흩어진 물이 혈관 안으로 다시 들어오려면 근육의 펌핑이 필요하기 때문에 전신 부종일 때도 운동할 필요가 있습니다. 대신 고강도가 아닌, 펌핑할 정도의 움직임이 도움이 됩니다.

Q   감시림프절을 절제했어도
**   림프부종이 생길 수 있나요?**

감시림프절 절제로는 림프부종의 위험도가 높지 않으니 걱정하지 않아도 됩니다. 원래의 일상생활을 해도 됩니다. 혈압을 재거나 혈액을 뽑는 것도 다 가능합니다. 그러나 겨드랑이 림프절 제거술을 받았다면 림프부종이 생기는 비율은 만성화 기준으로만 본다면 20% 정도입니다. 만약 겨드랑이 림프절 절제술을 받은 상태라면 미리 림프부종을 관리할 수 있는 방법을 알아두고 대비할 필요가 있습니다. 걱정은 하지 말되, 나를 위한 지식을 가지고 관리해야 하는 것입니다.

Q   림프부종의 증상,
어떻게 느껴지나요?

림프부종 초기, 림프관 절제로 인해 하수도 마지막 관이 없어졌기 때문에 림프 정체가 생기면 압력이 높아집니다. 팽창 때문에 압박감이 느껴지게 되죠. 초기 시점에 이 압박감을 잘 느끼고 관리를 시작하는 것이 필요합니다. 방법은 빨리 림프를 배출하는 동작을 하는 겁니다.

그런데 신경통과 림프부종은 헷갈리는 증상이에요. 수술받고 늑간상완신경(긴가슴신경에서 나와 겨드랑이 안쪽을 지나 겨드랑이와 위 팔 안쪽 부위 감각을 담당하는 얕은 피부 신경)을 당기거나 자를 수밖에 없는데 수술 후 마취가 끝나면 2-3일 뒤부터 겨드랑이가 찌릿하고 아프게 됩니다. 동작과 상관없이 잘 때도 아프면 신경통입니다. 그러나 림프 정체 때문에 압박감을 느끼고, 묵직한 느낌을 느끼기도 합니다. 림프 절제를 한 경우 그런 느낌을 신경통으로 넘기기보다 림프부종 증상일 수 있으므로 이때 림프 배출 마사지도 같이 하면 도움이 됩니다.

Q   림프부종 관리할 때
주의할 점은 무엇인가요?

적절한 체중을 유지해야 합니다. 관련 연구가 많이 나와 있는데, 림프부종은 체중과 연관이 있습니다. 체중이 많이 안 나가는데도 림프부종인 경우도 있으나, 지방으로 인해 체중이 많이 나가는 경우 림프부종이 잘 생깁니다. 지방과 림프부종은 상호작용이 있어서 악순환을 일으킵니다. 림프부종이 있으면 피하지방이 두꺼워지고 피하지방이 두꺼우면 림프 순환이 잘 안 됩니다. 뿐만 아니라 비만은 모든 암의 발병률, 성인병 발생을 높입니다. 체중 관리는 항암치료라는 생각을 가질 필요가 있습니다.

그리고 사우나는 피하세요. 땀이 나고 체온이 높아지면 말초혈관이 확장됩니다. 내 몸의 말초혈관으로 피가 공급되기 위해 상수도에 과부하가 생기는 셈이죠. 그래서 림프부종이 생길 수 있습니다. 림프부종 가이드라인 중 부종을 발생시키는 명확한 이유 중 하나가 사우나입니다. 사우나는 피하는 것이 좋겠습니다.

**Q   림프부종이 있는 부위는
운동이나 마사지를 하면 안 되나요?**

우선 림프부종이 있는 부위에 운동을 하지 말라는 이유는 운동을 심하게 했는데 부었으니 하지 말라는 이야기들이 쌓여서 오해가 생긴 부분이 있습니다. 림프부종이 있는 부위에 동맥으로 피가 공급되고, 마지막 동맥에서 피가 나오면 정맥과 림프관을 통해서 배출됩니다. 동맥이 상수도, 정맥과 림프관이 하수도 역할을 합니다. 림프관은 절제로 끝이 막힌 하수도고, 정맥은 잘 뚫린 하수도로 생각해볼 수 있겠죠. 이때 큰 단백질 덩어리는 림프관으로 가야 하는데, 운동을 심하게 하면 하수도로 물이 너무 많이 들어오는 상황이 발생합니다. 그러니 동맥을 피로하게 만드는 정도의 운동은 피해야 합니다. 내 몸에 비해 고강도인 운동, 심장 박동수를 빠르게 만드는 강도가 되면 림프부종이 올 수 있어요. 하지만 반드시 그런 것은 아닙니다. 지금은 안 되는 운동 강도도 효율성을 점진적으로 높여가면 웨이트 트레이닝도 가능해질 수 있습니다.

근육 마사지를 받고 나빠지는 경우가 있습니다. 림프부종 마사지의 기본원리는 림프부종 부위에 정체된 림프를 다른 부위로 원활하게 통하도록 우회시키는 것입니다. 림프는 일방통행이에요. 가장 말단에서 심장으로 가는 일방통행이므로 마사지를 역방향으로 받으면 도움이 되지 않습니다. 마사지는 피부에 있는 림프를 빼내는 방법인데 근육을 누르는 마사지로 통증이 생기면 동맥이 일하게 되고, 동맥혈류를 증가시키면 림프에 과부하가 생깁니다.

마사지건으로 마사지를 하는 것도 고강도로 해서 통증이 유발되는 강도라면 림프부종에 안 좋을 수 있습니다. 진동을 주는 강도와 방향성을 고려해서 마사지를 할 수 있다면 도움이 될 수 있습니다.

적극적 예방과 루틴 만들기

림프부종은 적극적으로 예방해야 합니다. 마사지 방법을 익혀 일상의 루틴으로 만드세요.

림프부종 마사지의 원칙은 예를 들면 쓰레기통을 먼저 비워주는 것에 비유할 수 있습니다. 그리고 정상적인 부분부터 림프 순환을 촉진시켜 수술한 쪽 림프를 그쪽으로 보내주는 거죠. 림프 마사지는 대개 피하 피부층에 효과가 있고, 마사지를 통해 림프액의 순환을 바로 옆쪽 정도의 거리로 보내주는 것이 가능합니다. 유방암의 림프부종은 주로 근육 위에 있는 얕은 층의 림프가 정체되면서 나타나는 증상이므로 이런 마사지가 관리에 도움이 됩니다.

이 마사지는 림프액을 바로 옆쪽으로 보낼 수 있는 정도의 마사지이기 때문에 림프액이 이동할 수 있도록 비워주고, 비워진 곳으로 림프액이 이동할 수 있도록 차례차례 마사지를 해야 합니다. 그래서 겨드랑이부터 하고 팔, 손의 순서로 마사지해야 합니다.

근육이 아닌, 피부와 피하지방에 있는 림프에 작용하는 압력을 주는 것이 중요합니다. 그러니까 먼저 쓰레기통을 비워야 해요. 그래서 수술한 반대편 림프부터 제거하고, 수술한 부위의 림프절에서 정상적인 림프로 림프액을 옮기고, 가까운 쪽 림프부터 빼내고, 손끝으로 향해 가며 마사지를 합니다. 청소 원리랑 동일하다고 보면 됩니다.

그리고 마사지를 할 때 복식호흡을 해야 합니다. 먼저 심장의 림프관이 정맥과 같이 들어갑니다. 호흡을 통해 완전 마지막 부분부터 배출시키고 시작하는 원리입니다. 그러나 국소적으로 많이 부어 있는 곳을 마사지하는 것도 도움이 됩니다. 한 번 림프 마사지를 할 때 걸리는 시간은 20-30분입니다. 마사지하고 몸이 가볍다고 느껴지면 잘한 것이고, 즉각적인 효과가 없으면 잘못하고 있는 것인지 점검해봐야 합니다.

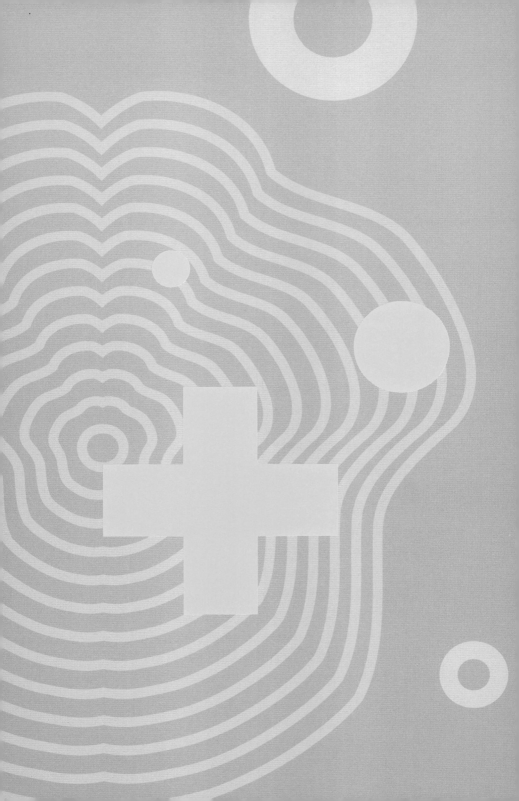

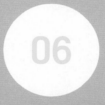

그리고 또 한 걸음

06

살아가기

향연의 이야기

새로운 눈으로 보기

돌아갈 준비

수술 후 6개월이 지났다. 수술 후 3개월부터 서서히 일상으로 돌아갈 준비를 했다. 완전히 내려놓았던 일들을 다시 손에 잡기까지, 시간이 걸린다는 사실을 이제는 잘 알고 있다. 예전에 일할 때는 내가 하고 싶은 만큼, 나에게 주어지는 일들을 다 거절하지 않고, 밤잠을 줄여가며 신나게 일했는데, 이제는 일을 맡을 때도 절제해야지 마음먹는다.

일을 다시 손에 잡기 위해 시작한 일은 책읽기였다. 내 전공은 국어교육, 그 중에서도 소설교육이다. 국어 선생으로 학생들을 가르칠 때마다, '나는 열심히 가르치고 있는데, 잘 가르치고 있는 게 맞나?' 하는 의심이 들었다. 그도 그럴 것이, 지필고사를 봐도 어떤 선생님에게 배우든지 반 평균의 차이는 크지 않았다. 영어, 수학, 과학 등 다른 과목 공부에 이미 지친 아이들에게 국어 시간에 초롱초롱한 눈빛으로 수업을 듣는 모습을 기대하는 것은 쉬운 일이 아니었다.

소설에 대해, 시에 대해 함께 감상하고 이야기를 나누는 일은 충분히 즐거웠지만, 교육 효과가 있는 것인지, 내 수업이 학생들에게 어떤 의미로 다가가고 있는지 늘 궁금했다. 더 가치 있는 수업을 하고 싶었기 때문이다. 그래서 학생들을 가르치면서 개인적인 공부도 병행했다. 그러다 가방 끈이 지나치게 길어졌고, 박사학위 논문만을 남겨두고 지지부진하게 날짜만 끌고 있었다.

암을 발견하고 치료하면서, 역설적이게도 여유 시간이 많이 주어졌다. 예전에는 주경야독하며 지내야 했는데, 주독야독이 모두 가능해진 것이다. 그런 시간에도 불구하고 책을 다시 손에 잡는 건 쉽지 않았다. 진단받고 선항암 후 수술하기까지 6개월 정도 시간이 흘렀는데 그 시간에는 먹고, 자고, 필요한 운동을 하는 것만으로도 하루가 버거웠다. 수술 후에는 한 달 동안 상처를 회복하고, 다음 한 달간은 방사선치료를 받느라, 그 사이사이 생산적인 일을 하며 머리 쓸 엄두가 잘 나지 않았다.

수술 후 3개월 차에 접어들었을 때, 유방외과 정기 검진이 있었다. 그때는 수술 부위가 여전히 아프고 불편감이 남아 있었다. 특히 나의 경우 오른쪽 가슴이 조금 더 빵빵한 느낌이 있었는데, 이 증상 때문에 다시 초음파 검사를 받았다. 가슴 쪽에 특별한 이상은 없었다. 문제는 왼쪽 임파선이 커져 있다는 것이다. 재발의 징후일 수 있어서, 그저 넘기지 못하는 상황이 되었다. 주치의 선생님은 후항암도 하고 있고, 방사선치료 끝난 지도 얼마 안 되었으니 재발 가능성은 낮지만, 그래도 확인하고 넘어가자고 했다.

그런데 너무 깊숙한 곳이어서 조직 검사가 불가능했다. 결국 CT를 찍어보기로 결정하고 검사 시간을 예약했다.

걱정은 걱정을 낳고

기다리는 며칠 동안 다시 머릿속이 복잡했다. 별일 아닐 거야… 잘 치료 받았으니… 방사선치료는 암세포가 남아 있었어도 사멸하는 효과가 있는 건데, 게다가 젤로다까지 복용했으니, 괜찮을 수밖에 없지. 아무리 마음을 다잡아도, 불안한 마음이 조금씩 커졌다.

CT를 찍고 검사 결과를 기다리기까지 심란했다. 결과는 다행히도, 'CT상 이상 소견 없음'으로 나왔다. 유방외과 주치의 선생님은 이제 지켜보자고 하셨다. 다행이다.

한숨돌리고 이어서 혈액종양내과에 갔다. 그런데 혈액종양내과 주치의 선생님은 만에 하나 이것이 재발의 징후라면, 그냥 넘어갈 수 없는 절체절명의 순간이라며 조금 더 자세히 검사를 해보는 것이 좋겠다고 하셨다. 아, 또다시 검사라니.

이번에는 MRI 검사를 받았다. 결과를 기다리기까지 또 며칠이 걸렸다. 그런데 검사 결과를 듣기로 한 날을 하루 앞두고, 병원에서 전화가 왔다. 운동하느라 못받았는데 PET CT 예약 문자가 와 있었다. 무슨 일이지? 놀란 마음에 부랴부랴 병원에 전화를 해보니, 하필 퇴근 시간이었다. 내일 오전에 PET CT 검사를 받아야 한다는 안내만 받을 수 있었다.

도대체 MRI 검사 결과가 어땠길래, CT는 괜찮았는데, 뭔가 안 괜찮을 수도 있나… 마음이 덜컥 내려앉았다. "괜찮을거야, 엄마." 어린 딸은 작은 목소리로 힘을 주었고, 남편은 울면서 내가 괜찮기를 간절히 기도했다. 남편의 눈물을 보며 정신을 차렸다. 나는 어떤 상황에서든 감사할 거란 마음의 각오를 다졌다. 재발이 아니길 간절히 바라며, 만에 하나 재발이라면, 이렇게 빨리 찾게 된 것이 다행이라고 생각했다.

PET CT 검사를 하러 아침에 병원을 찾았다. 방사능 물질을 주사한 후 1시간 동안 검사를 대기하면서 음악을 들었다. 철갑을 두른 주사를 맞으면서도, 나에게 주어진 이 상황이 심각하게만 느껴지지는 않았다. 신기하게도 마음이 편안했다. 무작위 곡 추천을 통해 듣게 된 노래는, 내 마음에 위로와 확신을 주었다.

"하나님나라는 어떤 곳일까 / 아픔과 슬픔이 없는 나라인가요 / 하지만 이곳은 그렇지 않은 걸 / 하나님나라에 살고 싶어요 / 하나님나라는 이곳이란다 / 여전히 아프고 슬픈 일이 있지만 / 행복과 기쁨이 여전히 있는 걸 / 우리가 하늘과 땅의 통로야."

이 시간을 통과하고 나면, 나는 또다른 의미의 통로가 될 수 있겠구나. 마음이 기뻤다. 투병해온 시간을 돌아보니 힘든 시간도 분명 있었지만 그 기억은 어느새 희미해졌다. 대신 나는 여전히 행복하고 기쁜 일이 있는 삶을 살고 있었다.

감사한 마음을 가득 품고, 검사를 잘 마치고 집으로 돌아갔다.

결과를 듣기까지 또 며칠이 흘렀다.

검사 결과는 감사하게도, '이상 없음'이었다.

혈액종양내과 진료실에서 젤로다를 다시 먹게 되어 다행이라며, 감
사 인사를 하고 나왔다. 이렇게 기쁜 마음으로 젤로다를 먹을 수 있
게 되다니. 약을 먹다 힘들 때는 이날을 기억하며 끝까지 열심히 먹
었다.

수술 후 3개월 검사에서 쏘아올린 임파선 검사가 한 달간 이어져
PET CT검사로 마무리되었다. 그 한 달 동안 불안한 시간보다 감사
한 시간이 더 많았다. 그리고 앞으로 또 검사를 하는 상황이 될 때는
조금 덜 불안해 해야지, 나오지도 않은 결과를 미리 생각하며, 겁먹
지 말아야지 하고 다짐했다. 물론 또 겁을 먹게 될 것이다. 하지만 다
시 또 다짐했다. 조금이라도 덜 먹어야지.

쉬운 방법, 생각 멈추기

3개월 검사를 무사히 지나고 나니 그제야 내 일상이 눈에 들어왔다.
나에게 주어진 새로운 삶을 내 몸 하나 건사하기 위해서만 살기보다,
무언가 가치 있는 일을 하면서 앞으로 나아가야겠다는 마음이 절로
들었다.

그동안 바쁘게 살아왔던 시간들에 익숙해져 있어서, 느슨한 시간을
사는 것이 참 새롭고 행복하면서도, 이렇게 살기만 해서는 안 되겠다
는 마음이 동시에 들었다. 그러면서 여러 생각들이 떠올랐다.

주어진 하루를
날마다 열심히 사는 것,
이것만큼은
내가,
우리가,
분명히 잘 할 수 있는 일이다.
오늘도 새로운 하루가 주어졌다.
감사하다.

_ 내가 겪은 치료의 과정들로 인해, 내 삶의 폭은 더 깊고 넓어졌다.
_ 더 많은 사람들, 다양한 사람들과 이야기할 수 있는 공감의 원천이
  나에게 생겼다.
_ 내가 잘 사는 것만으로도 누군가에게는 희망과 위로가 될 수 있다.

그런 새로운 삶의 방향과 생각이 자리잡았다.
문학이론서를 다시 펼쳤다. 이제 앞으로 나아가야지, 오늘을 열심히
살되, 내일을 향한 오늘을 살아야지, 마음을 다잡았다. 고마운 공부
친구들은 내가 이 자리에 머물러 있지 않도록 함께 바람도 쏘여주고
스터디를 해주며 내 삶의 재활을 도와주었다.
당분간 6개월마다 검진을 하면서 내 몸을 관리하며 지내게 되었다.
첫 번째 정기 검진을 경험하면서 느낀 바가 많다. 공포와 불안의 감
정은 눈덩이 같아서, 아주 작은 것으로 시작되어 굴러갈수록 점점 몸
집을 불렸다. 그러면 순간적으로 생각이 미래를 향해 뻗어나가며,
있지도 않은 증상들이 있는 것 같고, 나도 모르는 어딘가에 또 문제
가 생긴 것은 아닌지 끝없는 걱정을 시작하고 있었다.
그럴 땐 생각을 멈춰야 한다. 신기하게도 생각을 멈추는 것이 실제로
가능했다. 주위를 다른 곳으로 돌리면 된다. 예를 들면 사랑하는 가
족들과 시간을 보낸다든지, 운동을 한다든지, 바람 쐬러 밖으로 나
간다든지, 공간이나 하는 일 등을 바꾸는 것만으로도 생각 멈추기가
가능했다. 그렇게 생각을 멈추고, 일상에 집중하며 오늘을 열심히

살았다.

그리고,

절대로,

6개월마다 생명을 연장받았구나 생각하지 않기로 마음 먹었다.

수술 후 3개월 째 유방외과 진료를 받던 날, 나는 주치의 선생님에게 물었다. "선생님 앞으로 3개월 후 진료인데, 그때까지 제가 안녕할 수 있을까요? 더 자주 검사하러 오면 안 될까요?"

그때 선생님은 단호하게 되물었다. "그렇게 무슨 일이 있을 거라고 생각하면서 살면 어떻게 살아요?"

어떤 상황에서도 감사할 각오

나는 안녕하다는 말로 물었지만, 사실 내 마음속에는 안녕하지 못할 거라는 불안이 더 컸던 것을 선생님은 눈치챘던 거다. 그 말에 정신이 번쩍 들었다. 그래, 이런 생각과 상태로 어떻게 살아가겠나. 이날부터 쉽지는 않았지만 건강을 회복하는 것을 당연히 여기고, 용기내서 씩씩하게 살기로 마음을 단단히 먹었다. 치료했으니 병이 낫는 게 당연하지. 운동도 하고 식습관도 관리하고 있으니 치료가 효과가 있을 거야.

6개월 검진에서도 결과는 모두 '이상 없음'이었다. 신기한 것은, 오전부터 여러 검사를 받을 시간표를 보면 긴 시간 어떻게 검사를 받나, 부담스러운데… 하지만 검사를 시작하면 시간이 술술 지나간다. 6개월 검사를 받으러 간 날은 특히 혈액 검사부터 CT, MRI까지 모든 검사가 대기 없이 곧바로 진행되었다. CT용 주사를 찔러넣는데도, 생각보다 아프지 않게 바늘이 잘 들어갔다. 모든 일이 생각보다 무섭지 않았고, 오전에 시작한 검사가 오후에 끝났지만, 마치 시간 여행을 한 듯 검사 일정이 순식간에 빠르게 지나갔다. 주사를 안 아프게 놓아준 간호사 선생님에게 감사 인사를 전하며 가뿐한 마음으로 병원을 나섰다.

앞으로 정기 검진을 여러 번 경험하게 될 것이다. 검사할 때마다 두려워지는 마음, 불안함을 털어버리기가 쉽지 않다. 그럴 때마다 생각이 가지를 타고 뻗어나갈 때 멈춰야지. 생각을 멈출 때 마음 속으로 "그만!"이라고 되뇌인다. 일어나지 않은 일에 대한 걱정은 부질없는 일이라는, 우리 모두 잘 알고 있는 사실을 떠올린다.

그리고 어떤 상황에서도 감사할 각오를 다진다.

무언가가 나오지 않을 거야. 감사하다.

무언가가 나오더라도, 검사를 통해 빨리 발견해서 감사하다. 몰랐으면 어쩔 뻔 했어.

어떤 상황에서도 감사할 수 있어.

마음먹고 나니, 한결 편해진다.

생각의 초점은 오늘에

수술 직후 나를 격려해준 유방외과 선생님의 말이 기억난다.

"선생님, 저 삼중음성 유방암인데, 다른 타입보다 재발 확률이 높다고 하던데, 정말 그런가요?"

"암 타입은 의사들이 잘 치료하려고 정해둔 거예요. 너무 신경 쓰지 마세요. 걸린다, 안 걸린다 반반이에요. 그건 누구에게나 똑같아요."

그래, 통계라는 것이 나에게 해당되면 100%고 아니면 0이지. 내 마음대로 통계를 받아들이며 암 타입에 대한 걱정을 훌훌 털어냈다. 그래도 어디선가 삼중음성 유방암에 대한 적나라한 글을 보면 마음이 덜컥 내려앉는 것은 여전하다. 그래서 안 보려고 노력한다. 대신에 내 컨디션을 끌어올릴 수 있는 방법, 건강하게 살아갈 생활 습관 관리에 힘쓴다.

내일 어떤 일이 있을지 알 수 없는 것은 누구에게나 똑같다. 내일은 자신할 수는 없는 것, 그래서 생각이 미래를 향해 달려갈 때, 그 불확실성 때문에 문득 불안함이 나를 향해 온다. 그러니 너무 먼 미래까지 생각의 나래를 펼치면 안 된다. 생각의 초점을 오늘에 두자.

가족들이, 친구들이, 선생님들이, 직장 동료들이 내 곁에서, 내 삶의 재활을 도와주고 있는 것이 느껴진다. 오늘도 감사하며, 열심히 오늘을 살아야지.

주어진 하루를 날마다 열심히 사는 것, 이것만큼은 내가, 우리가, 분명히 진심으로 잘할 수 있는 일이다.
오늘도 새로운 하루가 주어졌다. 감사하다.

은주의 이야기

행복한 의사쟁이

아파트 단지 내에 신호등이 새로 생겼다. 그것도 세 개가 연달아 생겼다. 길 건너 상가가 새로 들어선 탓이다. 여유있게 퇴근할 때는 천천히 기다리지만, 출근길은 다르다. 몇 분이고 기다려야 한다. 샛길이 있다는 걸 알기 전까지는 그랬다.

신호를 거치지 않고 돌아갈 수 있는 마을 샛길이 있었다. 비록 외길이어서 만약 저 편에서 다른 차가 들어온다면, 비켜서 기다려야 하지만 신호대기 시간을 절약할 수 있다. 시골길 마냥 한쪽 길에는 자연스레 자란 작은 나무들이 서 있고, 작은 비닐하우스도 저 멀리 보인다. 신호를 기다리는 시간보다 약간 돌아가지만, 산책길같이 느껴지는 이 샛길이 좋다.

가을 꽃의 비밀

아침 저녁 바람이 선선해지는 것이 코끝에서부터 느껴진다. 이제 가을이 온 거다. 슬슬 푸른 나무를 자세히 살필 때가 왔다. 한 잎, 두 잎 노랗고 빨갛게 변해가는 걸 아무도 모르게 먼저 발견하게 되면 흐뭇하다. 가을이 왔음을 누구보다 빨리 알아차릴 수 있는 예민함을 가진 것 같아 자랑스럽기까지 하다. 샛길 옆 나무를 더 자세히 살펴보며 지나간다. 진분홍색이 눈에 띈다. 단풍색은 아닌데 자세히 보니 꽃이었다. 꽃이라니, 여름이 다 지나가는데, 너무 늦은 것이 아닌가.

궁금해진다. 어떤 나무길래 가을에 꽃을 피우는 걸까.

퇴근 후 동네 한 바퀴 작은 천을 따라 걷는다. 더운 여름에는 엄두도 내지 못했던 저녁 산책을 시도해본다. 천을 따라 기다랗게 놓인 둑길에는 꽃들이 곳곳에 피어 있었다. 여기에도 꽃이 피어 있을 줄이야. 꽃 이름이 새삼 궁금해 찾아본다. 구절초, 개쑥부쟁이, 개회향, 코스모스 외의 꽃이름은 사십여 년 만에 처음 알게 된 단어들이다. 연보라색이 화려한, 그동안 들국화라고만 알던 꽃 이름도 이제야 알았다. 중학교 시절인가. 친정엄마와 길을 가다가 가장 좋아하는 꽃이라고 알려주는 꽃이름이 벌개미취인 것을.

열심히 일 년을 산 이들에게 가을은 수확의 계절이다. 열매를 맺고, 천천히 잎들을 노랗고 붉게 물들이며 떠날 준비를 하는 것이 성숙한 가을의 아름다움이다. 정상적인 가을 풍경이다. 잎을 내고, 꽃을 피우고, 열매를 맺기 위해, 가장 효율적인 것은 봄에 꽃을 피우는 것이다. 빨리 꽃을 피워야, 제대로 열매를 맺고, 차근차근 다음 세대를 준비할 수 있다. 어떤 열매가 제대로 열렸는지, 확인하기 위해 분주해야 한다. 이런 생각으로 가득 찬 나에게 가을에 핀 꽃은 그동안 보이지 않았나 보다. 정상적이고 싶었기에 가을에 피는 꽃은 눈에 들어오지 않았을지도 모른다. 잔잔하고 작은 꽃들이 보이지 않았다. 물길을 따라, 골목길을 따라, 피어 있는 이 작고, 아름다운 가지각색의 꽃들.

가을꽃은 단일성 식물이라고 한다. 꽃가루받이를 서둘러 겨울이 오기 전 씨앗을 만들어야 한다. 짙은 향기와 아름다운 색으로 자신을 치장한다. 시간이 없음을 알기 때문이다. 봄에 꽃이 피지 않았다고 후회하지 않는다. 촉박한 시간에 대충 피우다 말지도 않는다. 가을 꽃 이야기가 남의 이야기 같지 않다. 제대로 꽃도 피우지 못하고 지나버렸다는 아쉬움 때문인지, 가을에도 또다시 꽃을 피우고 싶은 욕심 때문인지, 아니면 사시사철 오롯이 꽃으로 존재하고 싶은 허영 때문인지. 아니다, 그저 올해 가을엔 꽃이 눈에 들어오기 시작했고, 그리고 그들은 예뻤다. 그게 전부다. 첫사랑이 내게 붙여준 별명은 코스모스였음이 이제야 기억난다.

인생에도 가을이 있다

출근해서 외래 진료실에 앉았다. 진료실 컴퓨터를 켜고, 환자 리스트를 본다. 십 년 전에는 모든 환자가 전부 나보다 나이가 많았는데, 이젠 내 또래 환자들도 제법 많다. 수술도 끝나고, 항암치료도 이제 거의 마무리 되어 일상으로 돌아가는 길목에 서 있는 환자들. 호르몬 치료를 받으면서 얼굴이 화끈거리게 되고, 아침마다 손 마디마디가 아프다고 한다. 앉았다 일어나면 허리도 고관절도 쉽게 펴지지 않는다고 한다.

여기저기 아픈 상황을 설명하며 다른 병은 아닌지 고민하는 환자들

질서의 준엄함에 맞서
살아있는 것의 유연함을 보존하는 것이
여성적 가치라 정의한다면,
이 사회 질서에 힘과 경쟁, 소유와 행동,
의지와 합리성을 탁월하다 숭상할 때,
누구 한 사람쯤은 용서와 선함, 존재와 말,
직관과 감수성으로 살아도
버티고 살 수 있다는 걸
보여주어야 하지 않을까?

에게 폐경기 증상이라 설명하려니 무언가 아쉽다. 왜 인생의 가을이 이리도 빨리 찾아왔는지, 이제 어떻게 살아야 할지 고민하는 환자에게 오늘 아침 본 가을꽃 이야기를 해줄 수 있을까? 가을에도 꽃이 핀다고.

쉽고도 어려운 글쓰기

아침이다. 분주하게 출근할 준비를 하고, 아침을 먹고, 그날의 날씨에 맞는 옷을 갖추어 입고 늦지 않게 집을 나선다. 전철역까지 운동 겸 따라나서 손 흔들어 화이팅을 외쳐주는 아버지 덕분에 십여 분 용감하게 발걸음을 뗀다.

전철 카드를 찍고 평생 좌측으로 남쪽으로 내려가던 쪽 반대편, 서울 중심부로 향하는 오른쪽 계단으로 내려간다. 어디로 가야 할까. 아침부터 시작하는 조용한 카페 한 군데를 찾아냈다. 한가한 동네 공원 앞 큰 창이 길 쪽으로 나 있는 카페다. 은행나무, 느티나무, 벚나무 잎이 나고, 무성해지고, 단풍이 드는 변화를 고스란히 볼 수 있는 창가에 컴퓨터 올려놓을 긴 나무 책상이 있는 곳이다.

다들 바쁜 오전 시간에 커피 한 잔, 책 한 쪽, 음악 한 구절, 글 한 바닥, 사진 찍어 올리면 다들 부러워 할 만한 장면인데, 생각보다 그리 생산적인 시간이 되지는 않았다. 글을 써야겠다. 베어, 업노트 등등

182 각종 어플리케이션을 깐다. 보물 같은 환자들 이야기, 그때그때 기록하지 못하고 묵혀 두었던 글을 써봐야겠다.

사람이 참 간사하다. 시간이 없을 때는 그렇게 수면 시간을 아껴 아쉬운 마음에 쫓기긴 해도 글 한 편 뚝딱 나오더니, 이젠 한 문장 완성하기도 버겁다. 폴 발레리의 노트를 들쳐본다. 51년 동안 261권의 카이에(cahier, 작가노트)를 남긴 그를 좀 흉내내볼 수 있을까? 발레리는 자기 글의 독자에 대해서도 글을 남겼다. "욕설에도 찬사에도 휘둘리지 않는 이를 위해, 어조, 권위, 폭력, 모든 외적인 것에 동요하지 않는 이들을 위해… 반대로 생각할 권리, 믿지 않을 권리, 나의 의도에 동조하지 않을 권리를 가진 이를 위해 글을 쓴다."

발레리 글의 독자가 되어본다. 글이 잘 안 써지니, 나의 글을 읽어줄 독자들을 상상하며 누가 나의 글을 좋아할지 상상해보자. 한 사람이라도 있으면 성공이럿다.

내가 몰랐던 것들

점심 시간을 피해 다들 붐비는 식사 시간을 피해 맛집에서 점심을 기다리지 않고 먹는 것도, 문화가 있는 수요일 미술관에 공짜로 들어가 구경하는 것도, 한낮에 집에 들어가 둘째를 택시가 아닌 내가 운전해 직접 학원에 데려다주고 데려오는 것도, 계절이 바뀔 때마다 그림을

그려 방안 가득 캔버스를 늘어놓는 것도, 한두 번 시도하다 포기한
첼로를 다시 배우기 시작한 것도 작년에는 상상할 수 없었던 버킷 리
스트였다. 시작은 어쩔 수 없는 수동태 문장으로 시작되었을지 몰라
도, 그 시간을 채우는 것은 수동과 능동의 그 가운데 어디 쯤이기에,
가능한 하루하루를 활기차게 보내고 싶었다.

질서의 준엄함에 맞서 살아있는 것의 유연함을 보존하는 것이 여성
적 가치라 정의한다면, 이 사회 질서에 힘과 경쟁, 소유와 행동, 의지
와 합리성을 탁월하다 숭상할 때, 누구 한 사람쯤은 용서와 선함, 존
재와 말, 직관과 감수성으로 살아도 버티고 살 수 있다는 걸 보여주
어야 하지 않을까? 그게 이렇게 어려운 일인 줄은 사실 잘 몰랐다.
그러니까 용감하게 시도했을지도 모른다. 후회하지 않지만 외롭기
는 하다.

강의 준비를 하다 책 표지 하나를 발견했다. 책 제목은 〈Unwanted
Journey〉. 코트를 입은 한 여인이 눈 덮인 숲으로 나 있는 길을 걸어
가는 사진이다. 기대하지 않았고, 원치 않았던 여정, 하지만 그럼에도
하루하루 거쳐가야 할 길 위에 두 발로 걸어가는 여인의 뒷모습이다.

며칠 전까지만 해도 나는 외래에서 나를 만나러 온 암환자들의 뒷모
습을 십여 년이 지나도 제대로 볼 수 없었다. 원하는 삶을 열심히 살
아가면 얻을 수 있는 꿈과 목표를 향해 좋은 의사가 되기 위해 앞만
보고 달려갔다. 문전성시를 이루어 몇 달 기다려 겨우 만났다고 기뻐
하는 환자들의 앞모습만 보았다. "힘내세요. 우리 오늘 하루 힘차게

삽시다." 열심히 격려하면 훌륭한 의사인 줄 알았다. 나의 무한 긍정과 격려가 때론 또다른 폭력이 될 수도 있다는 걸 추호도 의심하지 않았다. 그때는 환자들의 그 시간이 원하지 않는 삶이었다는 것을 몰랐다. 암을 진단받고 치료받는 시간은 결코 인생의 시간표에 미리 예측해 넣어둔 일정이 아니었다는 것을 몰랐다. 매일의 일상에서 잠시 뒤로 물러나 치료를 받으며 어쩔 수 없이 생기는 여유가 그리 반가운 일만은 아니라는 것을 말이다. 평소 못해본 일들, 그리고 미뤄둔 일들을 여유롭게 해보자고 쉽게 채워둘 수 없는 시간이라는 걸 몰랐다.

누군가 나를 기다리고 있을 것이다

자꾸 힘이 빠지고 용기가 없어지려는 아침, 내 안에 얼굴도 기억나지 않는 지나간 환자들이 같이 살자고 한다. 말로만 일상생활에 좋은 움직임을 찾아보자고 하지 말고, 이제 좀 일상생활을 사람들이 어떻게 사는지 관찰해보고 지혜를 쌓아두라고 속삭인다. 칼질할 때 붓는다는 환자에게 잘난 척 하며 칼질 대신 믹서기나 커터기를 준비해두라고 큰소리쳤던 나에게, 빨래 널 때는 손만 사용하지 말고 어깨 힘을 이용하라고 말로 떠들었던 나에게, 오랫동안 컴퓨터 작업을 해야 할 때는 자세를 미리 만들라고 잔소리했던 나에게, 이 기회에 한 번 해보라고 부추긴다. 나 혼자 건강하게 살고, 행복하게 살라고 주어진 시간이 아니다. 그 사실이 나를 다시 일으킨다.

화분에 물주는 동작은 이렇게 해야 좋다고, 강아지 산책 시킬 때는 이런 끈을 사용하라고, 그리 돈 들이지 않고 비가 오나 눈이 오나 재미있게 집에서 틈틈이 할 운동으로 이 동작을 해보라고… 다음에 만나면 말해줘야지.

누군가가 나를 기다리고 있을 것이다. 나의 하루의 지혜는 누군가에게도 도움이 될지 모른다. 그 사실이 난 참 좋다. 어찌할 수 없이 난 암환자 재활을 고민할 때 가장 행복한 의사쟁이니까.

이런 게 궁금해요 QnA
살아가는 방법 다시 배우기

약하지 않았을 때는 무리하게 살기도 했고, 무시하며 과하게 사용하기도 했고, 평소에 점진적으로 사용하지 못했던 몸을 이제는 고급스럽고 정밀하게 사용하는 요령을 배워야 해요.
몸 제대로 쓰기, 중심근육 키우기, 여러 동작을 할 때 제대로 몸 쓰기 등 자신의 직업과 삶의 환경에 맞춰 요령을 배워봅시다.

**Q 암 치료는
     몸에 어떤 변화를 가져오나요?**

살아가다 보면 계획하지 않은 일을 만나게 됩니다. 특히 암 진단을 받은 경우, 보통은 자신이 원한 삶이 아닌데 치료를 시작하게 되죠. 내 몸 안에 있는 암을 진단받고, 여러 의사 선생님들의 설명을 듣고, 수술과 항암치료 등을 경험한 이후 내 안에 있는 것들이 일부 제거된 몸으로 살아가게 됩니다.
"유방암 환자는 물건을 들면 안 돼요."
"장루가 생길 수 있으니까 심한 운동을 하면 안 돼요."
암 치료 후 환자들이 자주 듣는 말입니다. 이런 말을 듣는 암 환자들은 내 몸으로 다시 산다는 것이 쉽지 않겠다는 생각을 갖게 됩니다. 이럴 때 내 몸을 다시 살펴봐야 해요. 치료받았던 부위가 제거되거나, 치료받아 없어지거나 어떤 변화가 생겼는지 살펴봐야 하는 거죠.
진료실에 온 환자와 거울을 보며 살펴본 적이 있습니다.
"겨드랑이가 당기고, 어깨가 조금 아프고, 몸이 튀어나온 것 같아요."
이렇게 말하는 환자와 거울을 보며 함께 몸을 살폈습니다. 유방 전절제로 대흉근 근막이 상하고 건드려졌기 때문에 연결된 부위가 당긴 건 아닌지, 어깨가 굽어 몸이 튀어나온 것처럼 보이는 건 아닌지 점검했습니다. 이처럼 내 몸을 관찰하면 왜 아픈지 추리할 수 있어요. 그래서 거울을 보며 내 몸 살펴보기가 우선 필요합니다.

가만히 있는 나를 살펴보기도 필요합니다. 환자마다 절제술, 복강경, 흉강경 등 수술받은 방법이 다양합니다. 유방암, 폐암, 갑상선암, 전립선암 등 각 암마다 상처들이 다릅니다. 겉으로 보이는 상처는 작고 간단한데 숨쉬기가 힘들기도 하고, 폐가 영향을 받지 않았다고 하는데 움직이면 헐떡거리게 되고, 배에 상처도 별로 없는데 몸에 힘이 별로 없고, 어깨에 상처가 났는데 팔 돌리기 자체가 힘든 환자들은, 수술과 연관된 깊은 상처들을 생각해보세요.

상처는 작지만, 복강경이 뚫고 들어간 부분들은 피부와 피부 안 지방층, 얕은 근막(Superficial fascia), 깊은 근막(deep fascia), 그리고 근육까지 영향을 미칩니다. 근육은 많이 건드리지 않아도 그 부분들을 지나가서 암을 제거할 때 영향을 줍니다. 그리고 상처를 입은 근막들이 각각에 미치는 영향이 존재합니다.

수술 후 배가 계속 당기거나 한다면, 근막과 근막이 연결된 부분의 손상 때문입니다. 근육이 손상되지 않아도 예전처럼 운동 범위가 안 나오는 경우도 많지요. 목이 당겨 고개가 숙여지거나, 가슴이 당겨 어깨가 숙여지거나, 몸통에 힘이 없어 몸을 구부려 걷게 되는 분들이 의외로 많습니다. 그래서 내가 어떻게 서 있는지, 걷고 있는지 살펴보고 그 앞에 있는 근막들이 당겨서 불편하고 점차적으로 구부리는 자세가 되고 있는 건 아닌지 살펴볼 필요가 있습니다. 구부리지 않고 움직이고, 서고, 운동할 수 있도록 만들어줘야 내가 똑같이 걷더라도, 팔 운동을 하더라도 당겨서 잘못 움직이는 것을 교정할 수 있기 때문에 내 몸에 어떤 변화가 생겼는지 살펴볼 필요가 있습니다.

이리저리 살펴보는 것도 필요합니다. 오른쪽에서 보는 조각상과 왼쪽에서 보는 조각상이 다르듯이 사람의 얼굴도 오른쪽이나 왼쪽에 따라 다릅니다. 숨쉬고 가만히 있는 내 모습을 본 후에는 내 몸 양쪽을 비교해봅시다. 어깨를 돌릴 때 어느 한 쪽이 구부러져 있는지, 몸통을 보면서 어느 한 쪽이 더 구부러져 있는지 살피면서 양쪽의 균형을 살펴본 후, 몸을 다시 움직여보면 됩니다.

**Q   암 치료 후 불편함은
      어떻게 개선할 수 있나요?**

암 수술로 인한 불편을 줄일 방법들이 있습니다. 수술 후 숨이 차다는 환자들이 의외로 많은데 이들 중 호흡할 때 목과 가슴만을 이용하는 분들이 있습니다. 수술 후 배까지 숨을 들이마셔서 배가 불룩해지는지 살펴봐야 합니다.

지금 숨쉴 때 움직임을 살펴보고, 가슴만 살짝 팽창하지는 않은지, 배까지 불룩하게 만들며 깊이 숨을 쉴 수 있는지 살펴보면 좋겠습니다. 가슴과 배에 손을 얹고 느껴보면 됩니다. 가만히 있는 나를 보고 숨쉬는 걸 보면서 점검해보기 바랍니다. 항암 때 오심 구토로 아무것도 못하는 시간에 깊이 숨을 들이쉬는 것만으로도 좋은 운동이 되고 잘하는 일입니다.

또 하루를 시작하는 아침에 몸을 어떻게 시작하는가가 중요합니다. 이때 몸이 제대로 움직이는지 살펴보세요. 항암 후 폐경이 오거나 호르몬이 떨어지는 경우 움직이는 것 자체가 힘들어집니다. 호르몬 약제가 근 손상을 유발할 수 있어 꼼지락거리면서 일어나기, 누워서 꼼지락거리기, 다리 털기, 걷기가 중요합니다.

해외 학술 발표를 보면 암 진단 후 신체 활동이 다양한 기전으로 재발과 사망률을 감소시킨다는 것을 알 수 있어요. 하지만 신체 활동은 스트레스와 회복에 좋은 영향을 미치지만, 치료 시기에 따라 그 강도를 조절해야 합니다.

치료 시기에 따라 몸의 스트레스가 많아 회복 능력이 떨어지기 때문에 점진적으로 운동 강도를 높여나가는 것이 필요합니다. 무엇보다 환자 본인에게 맞는 적절한 재활을 선택하는 것이 중요합니다.

Q   수술한 몸으로 다시 일상생활을 할 때
어떤 요령을 가지고 살면 좋을까요?

아침에 일어나기 힘들 때, 하루를 시작할 때 저는 이렇게 해봅니다. 개인적으로 다시 움직이는 하루를 설계하기 위해 매일 물을 줘야 하는 화분, 이를 테면 제라늄, 로즈마리, 율마 몇 개를 두고 물을 주며 하루를 시작합니다. 처음에는 물 주기만 하죠. 그러면서 내 몸을 잘 사용하도록 몸을 움직여갑니다. 물을 주면서 손에만 힘을 줄 때, 내 몸에 온전히 힘을 줄 때, 그리고 어깨나 몸통에 힘을 주고 물을 줄 때가 다릅니다.

그러면서 하루를 시작할 때 내 몸을 어떻게 움직일지 느끼면서 시작합니다. 똑같은 식물에 물을 주는 것도 일이 될 수도 있고, 그 자세와 강도가 내 몸을 튼튼히 하는 운동이 될 수도 있어요. 어떤 경우에는 내가 도마에

190

서 음식 재료를 썰고, 아무 생각 없이 빨래하고, 타이핑을 하고 몇 가지를 드는 운동, 택배를 옮겼던 일 등도 내 몸을 프로처럼 움직이면 운동이 될 수 있습니다.

다시 살아간다는 것은 내가 다시 일하기 시작하고, 일상으로 돌아가는 것입니다. 그동안 어떻게 무엇을 해야 하는지 모르는 상황에서 들이닥치는 많은 일들을 열심히 하며 살아왔다면, 이제는 하나하나 자신의 몸이 제대로 움직이고 있는지 살펴보며 살아야 합니다.

몇 가지 요령이 있습니다. 그 중 하나는 꼼지락거리며 일어나기입니다. 특히 호르몬 치료를 받고 있거나, 여성 호르몬이나 남성 호르몬이 떨어지는 유방암, 전립선암, 폐경이 온 경우, 갑자기 몸이 뻐근해집니다. 머리부터 발끝까지 뻐근해졌을 때, 항암으로 관절이 뻣뻣해졌을 때, 앉았다 일어나면 뻐근할 때, 움직이는 것 자체가 아플 때, 통증이 있으면 쉬어야 하는지 의문이 들 때, 이때는 움직이지 않으면 뻣뻣하고 움직이면 오히려 불편감이 사라지는 경우가 많습니다.

특히 아침에 일어날 때는 자는 동안 가만히 있으므로, 모든 관절이 뻣뻣한 상태가 됩니다. 그럴 때 머리부터 관절까지 꼼지락거리며 일어나기가 도움이 됩니다. 의학적으로도 호르몬제 자체로 관절 안이 붓기도 하고, 손상될 수도 있습니다. 꼼지락거릴 때는 누워서 뱀처럼 꾸물거리고, 손과 다리 털기, 발레 선수처럼 뒤꿈치 올려보기 등의 동작을 할 수 있습니다.

걷는 것도 중요합니다. 만보걷기 하고 무릎이나 발목, 허리가 아픈 분들에게 저는 1만 보가 중요한 것이 아니라고 늘 말씀드립니다. 손 털면서 걷기, 손을 올리고 부드럽게 털면서 걷기, 엉덩이와 몸통에 힘주고 걷기 등이 필요합니다.

Q 앞으로 오래, 건강하게 지내려면
어떤 재활이 필요할까요?

신체 활동이 높은 사람이 오래 산다는 연구가 있습니다. 신체 활동은 암에도 영향을 주어 암 진단 후 신체 활동이 다양한 기전으로 재발과 사망을 감소시킵니다. 신체활동이 스트레스와 회복 반응 관계에 영향을 미치기도 합니다. 그런데 신체활동은 치료 시기에 따라 달리해야 합니다. 항암치료 시기에는 스트레스가 많아지고 회복하는 능력이 떨어지므로 강도 높은 운동은 피하는 것이 좋습니다. 이후 점차 스트레스와 회복하는 능력이 좋아질 때 원래 운동 강도로 넘어가면 됩니다.

할 수 있는 운동부터 점진적으로 강도를 올리면서 치료 시기에 따라 신체활동의 강도를 조절하는 것이 지혜로운 방법이에요. 남의 이야기대로 하기보다 내가 직접 실제로 운동을 해본 후 자신의 상태를 살펴보는 것이 중요하고요. 너무 힘들 때는 오히려 내 몸이 말하는 증상이 더 적절하기 때문입니다. 그래서 남들처럼 30번, 10번 하는 식으로 그 동작을 반드시 따라하기보다 내가 무리해서 하는 동작은 없는지 살펴서 가능한 운동의 강도와 영역을 설정하는 것이 필요합니다. 또한 수술 위치, 항암치료 유무와 횟수, 부작용, 전이 유무에 따라 적절하게 움직이는 것이 중요합니다.

이 시기 꼭 기억해야 할 유방암 재활

내 몸을 품격 있게 관리하며 지내요!

사람마다 모두 다르다

직업 재활, 사회 복귀로서의 재활, 사회에 참여하는 건강한 사람으로 가치 있는 삶 살아가기. 재활을 이제 그런 이름으로 확장해봅시다.

이제 환자로서의 정체성은 버리되, 내 몸을 품격 있게 관리하며 지내요! 나는 너와 다릅니다. 다른 이들이 좋다는 것보다 나에게 맞는 것을 찾아가는 게 중요합니다. 증상, 강도, 회복까지의 시간을 고려해 적절한 재활을 선택해야 합니다.

그리고 몸의 상태에 따라 증상 다시 말하기를 해보세요. 증상은 내 몸의 활동에 대한 흔적입니다. 묵직한 증상은 어느 구역이 어떤 변화를 일으킨 건지, 어디까지 영향을 주는지 알게 해줍니다. 증상을 따라가면 림프의 흐름을 볼 수 있고, 등이 아플 때 어떻게 움직이는지 살펴보면 어깨가 틀어진 채로 움직이는지, 아니면 적절하게 움직이는지 볼 수 있습니다. 증상을 제대로 말할 때 그 뒤에 숨어 있는 것이 무엇인지 알 수 있습니다.

몸으로 다시 삶

몸을 잘 사용하는 원칙도 세워야 합니다. 자세를 잡아주는 근육, 움직임을 만들어내는 근육을 때에 따라 적절히 사용해야 합니다. 그리고 움직일 때 어디에 힘이 들어가는지 살펴봐야 하고, 어려운 운동보다 순간순간 즐겁게 할 수 있는 동작으로 행복하게 몸을 움직이는 것이 좋습니다.

강물을 거슬러올라가는 연어들처럼, 나는 거슬러가는 것을 선택하는 것이 생명력입니다.

순간순간 살아있기,

그리고 활기차게 살기를 선택합시다.

재활은 다시 삶입니다.

몸으로 다시 삶이에요.

암 재활이 몸이라는 화분을 가꾸는 환자들에게 주는 흙이 되길 소망합니다.

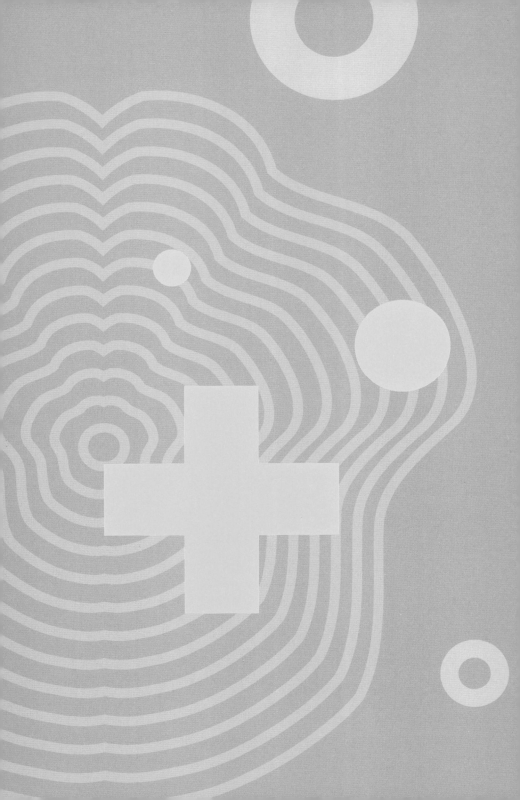

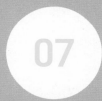

07

새로운 라운드,
그리고 만남

향연의 이야기

훌훌 털고
이제 새로운 라운드로

치료를 받으면서 다섯 명의 주치의 선생님을 만났다. 그러면서 선생
으로서 그동안의 나 자신을 참 많이 돌아보았다. 학생들에게 정말 많
은 조언을 해주었는데, 많은 것들을 가르치려고 노력했는데, 어느
순간 그 안에 진심은 빠지고 기술과 요령만 남게 되었던 것 같다.
치료를 받으면서 모든 의사 선생님들에게서 배운 것은 '진심'이었다.
언제나 도움이 되었던 실제적인 코멘트, 나에게 베풀어준 의술, 내
가 낫기를 바라는 진심. 그 진심으로 나를 대해준 의사 선생님들에게
필요한 때마다 적절한 치료를 받았다.
그 선생님들에게 나도, 진심으로, 감사하다.
그런 중에 친구도 생겼다. 이런 관계가 가능하다니! 치료받으면서 감
사한 일이 참 많았는데, 감사할 일이 또 하나 늘었다.
암을 발견하고 치료할 때, 이 모든 일이 꿈이었으면 했던 날이 있다.
그러나 책을 마무리하며 돌아보니 꿈만 같은 시간을 보냈구나 새삼
느껴진다. 나에게 주어졌던 선물 같은 시간에 사랑하는 가족들과 실
컷 여유로운 시간을 보내고 내 몸 구석구석 돌아보며 건강하게 관리
하는 내공을 쌓았다.
이제는 훌훌 털고 일어날 준비가 되었다.
새로운 라운드, 시작이다.

벗 되어 함께

벗의 어원은 '더불다'로 손을 마주잡고 서로 도우며 더불어 친하게 지
낸다는 뜻이라 한다. 정직한 사람, 성실한 사람, 견문이 많은 사람을
유익한 벗이라 했던가. 암재활 전문의로 암환자의 벗이 되어 동행하
고 싶은 사람으로 나 자신을 소개하곤 했지만, 유익한 벗이 되기에는
견문도 부족했고, 그다지 성실하지도 못했다. 살아본 경험이 짧았기
에 견문이 많은 사람이 아니었고, 나 자신이 인생의 굴곡을 겪어나가
려 애써야 할 때는 성실한 사람이라 할 수 없었다.

참 고맙다. 그런 나에게 벗으로 다가와 하나의 책을 완성하기까지 함
께해준 향연 님에게 고맙다고 이야기하고 싶다. 정직함과 성실함으
로 책이 나오기까지 이끌어주지 않았다면 나 혼자 품고만 있었던 생
각을 글로 써내려갈 수 없었으리라. 견문이라 말하기엔 부끄럽지만,
한 올씩 뜨고 있던 생각들이 세상에 나올 수 없었으리라. 덕분에 조
금은 더 자신있게 이야기하련다. 앞으로도 당신의 그 남은 길을 벗으
로 함께 걷고 싶다고.

리부트 : 마이 라이프

1쇄 발행일 2023년 10월 25일

지은이 김향연 양은주
펴낸이 최종훈
펴낸곳 봄이다 프로젝트
등록 2017-000003
주소 경기도 양평군 서종면 황순원로 414-58(우편번호 12504)
전화 02-733-7223
이메일 hoon_bom@naver.com

책임편집 이나경
디자인 designGo
표지 이미지 shutterstock
인쇄 SP

ISBN 979-11-92240-06-0 (93510)
값 20,000원